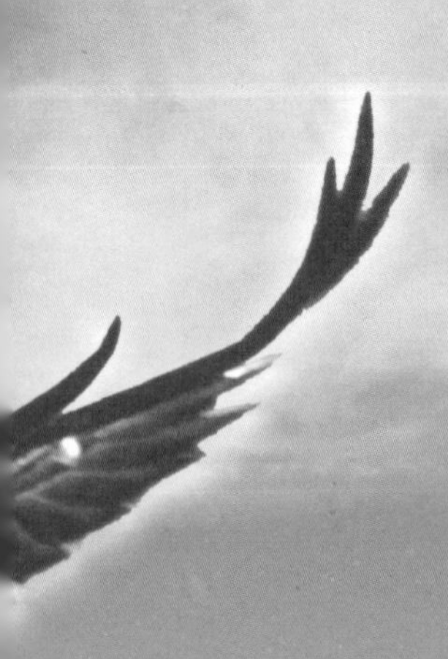

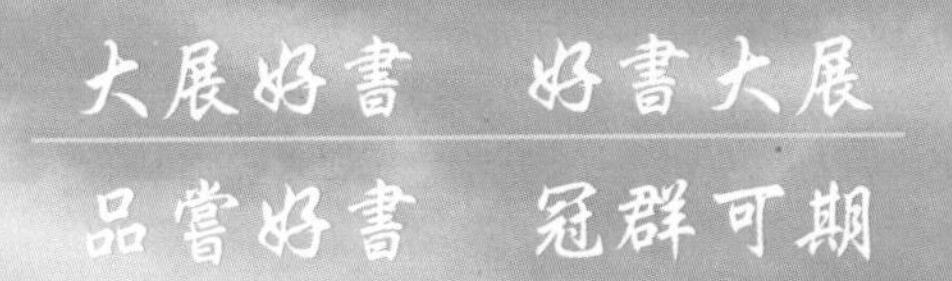
大展好書　好書大展
品嘗好書　冠群可期

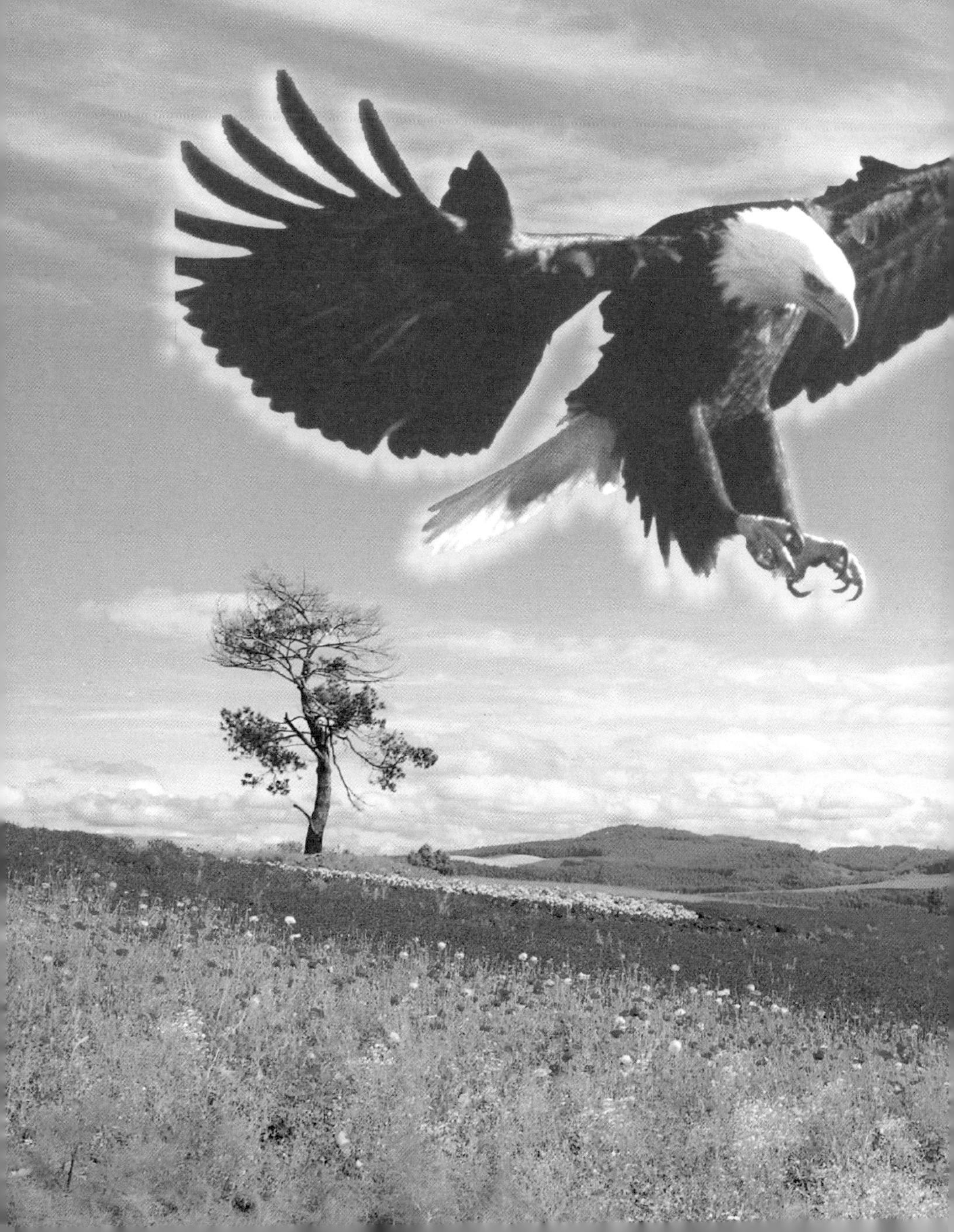

快樂健美站

4

創造健康的
肌力訓練

宮畑豐 著
李久霖 譯

大展出版社有限公司

前言

近幾年來，許多中高年齡層的人，為了增進健康而開始做運動。根據日本厚生省進行的調查發現，五十歲至七十歲層的人，有五十％～六十％運動不足。

為了促使該年齡層的人積極從事健康運動，則必須要創造一個「任何人都能輕鬆進行」的環境。不需要像棒球或足球等大型的場地或設施，就可以「輕鬆的」參與。另外，考慮到體力的問題，劇烈的運動並不適合所有的人。一般的運動設施，多半是針對運動選手或年輕人而設置的。中高年齡者尚無法擁有良好的運動環境來創造體力。因此，我認為應該推行「任何人都能輕鬆進行」的運動。

自從日本埼玉縣三鄉市的「銀髮族元氣補習班」成立以來，我有許多機會和中高年齡者共同探討創造健康的話題。其中最令我印象深刻的是，有很多退休的人很難擺脫隨之而來的空虛感。

事實上，我在四十九歲時曾有過一次退休的經驗。做為健身選手，二十歲站在第一線。接下來的二十八年，居於領先地位。三十五歲時，到達選手生活的顛峰期。直到四十九歲為止，努力不懈，可謂燃燒殆盡。

然而，傳動的裝置不可能輕易切換。雖然毫無遺憾的退休，但是，後來的兩、三年內，頓時失去目標，身心陷入嚴重的低潮期。當時內心的空虛感，比我預期的更大。

讓我重新振作的關鍵是肌力訓練。

忙於指導工作，運動量銳減之後，身心失調。只能藉著再次愉快的流汗，善用機械進行運動藉此來填補內心的失落感。

以前就算深蹲五千下，還是覺得很輕鬆，但是，停止運動一段時間之後，體力大幅衰退。因此，我和大家一樣，都是從五十幾歲才開始重新鍛鍊身體的。本書介紹的許多訓練肌力的方法，都是基於當時的經驗而創造出來的。

撰寫本書最大的目的，就是希望能夠幫助更多的人重新拾回健康。

本書出版時，得到許多人的協助，在此深致謝意

宮畑豐

目錄

第三章　《實踐篇》使身體恢復元氣的肌力訓練課程

第四章　藉著肌力訓練保護中高年齡層遠離生活習慣病

第五章　藉著舉啞鈴運動提升肌力

創造健康的肌力訓練

東京大學教授　石井直方

我國正以驚人的速度邁向高齡化。在人口總數中，六十五歲以上的人口，稱為高齡化率。高齡化率的增加速度，為瑞典或美國的兩倍，遠勝於其他的先進國家。推測二〇二五年時，四人中將有一人是六十五歲以上的高齡者，形成「超高齡社會」，因此，必須儘快謀求對策。由於這種現象發生迅速，所以，沒有任何一個國家的政策可供參考。

然而，以我國的現狀來看，出生率降低、醫療費削減、出現「老人醫院」等，未來日趨黑暗，不禁令人聞到二十一世紀的死亡氣息。

而能夠給予黑暗未來希望之光的是，以埼玉縣三鄉市高齡者為對象的訓練教室「銀髮族元氣訓練補習班」。

銀髮元氣補習班，以增進自立生活所需的各種肌力為目標。如果可以多增加一些能夠獨立處理生活瑣事、積極過活的人，減少需要看護的人，則將會減輕對國家未來的負擔。我絕對不鼓勵「看護、安養生意」。

過了生日，理所當然的，年紀又增加一歲。不過，減低「生理學的年齡」或使自己變得更年輕，都是可以辦到的。生理學的年齡其測量指標是骨密度、最大氧攝取量、肌力、柔軟性等。其中，若能保持下肢和軀幹的肌力，就有能力自立生活，同時促使其他部位生理學的年齡恢復年輕。

現在高年齡化率已經超前美國的日本，十年前，相當重視高齡者的肌力訓練。觀察參加銀髮族元氣補習班的老人，不只動作俐落，而且全身充滿青春活力。肌力訓練可謂創造光明的二十一世紀的關鍵。

訓練中心「ＳＵＮ　ＰＬＡＹ」的會長、本書的作者宮畑豐先生，在健美比賽項目中，是我的恩師。他不斷的努力，朝日本的頂點邁進。後來，當我暫時中斷選手活動而專心研究世界時，更加確信能夠培養豐富經驗及準確感性的會長的訓練理論和指導法，就算在科學範疇中，也是非常棒的方法，否則怎麼會培育出數十名的著名選手呢！

「創造身體的專家」宮畑會長，近幾年來，成為專業的指導者，傾注心力經營銀髮族元氣補習班，指導數百名的高齡者，締造令人驚訝的訓練結果，讓人感動、欽佩不已。

本書藉著在銀髮族元氣補習班實際進行的訓練實例，簡單扼要的進行解說。一般人通常認為，訓練肌力要舉很重的槓鈴，嚴苛對待自己的身體。但事實上，能夠輕鬆的進行「創造健康的肌力訓練」，才是訓練的本質。希望各位可以從本書中發現這個真諦。

目前市面上很少看到有關於高齡者肌力訓練的書籍，而本書將引導各位走向光明的世界。銀髮族元氣補習班的成員，可謂展現了世上無與倫比的劃時代活動，可以成為今後迎向高齡化國家的典範。希望以本書為關鍵，能夠有更多的人實踐「創造健康的肌力訓練」。

第一章

變得更有元氣！

——歡迎光臨「銀髮族元氣補習班」

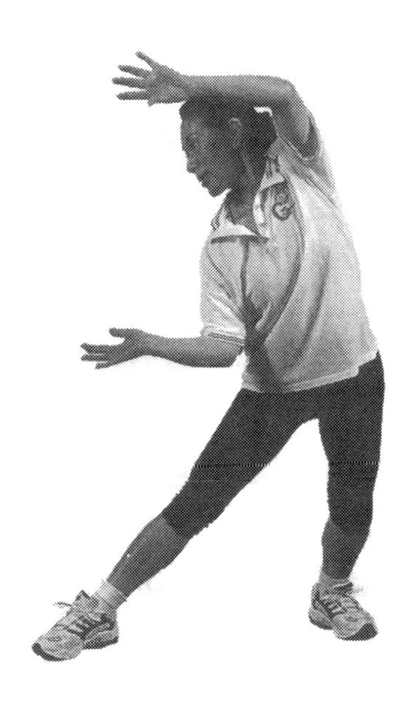

眾所矚目的「創造有元氣的高齡者」對策

市內五處會場共有三百五十人參加

東接千葉縣、南鄰東京都，人口十三萬餘人的埼玉縣三鄉市——。

現在該城市備受全國矚目，因為在該市教育委員會生涯學習課主辦了「銀髮族元氣補習班」。

「銀髮族元氣補習班」是為了增進高齡者的健康而成立的教室。雖然是肌力訓練，但使用的不是重的槓鈴等運動器材，而是利用自己的體重所進行的伏地挺身或深蹲等運動，是對肌肉和關節都相當溫和的體操。電

第1次「銀髮族元氣補習班」的成果

在三鄉市5個月的成果，整理如問卷調查所示。結果，持續到最後的人，100％去除肩膀酸痛，92.3％減輕腰痛。至於回答「到醫院看門診次數減少」的人，則佔3分之1以上。

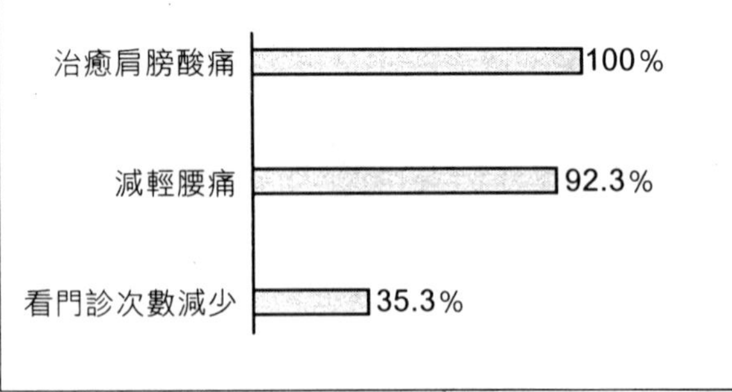

視和報紙都曾介紹過其驚人的成效，相信很多人早有耳聞。

該教室今年已經邁入第六年，原則上是以六十歲以上的老人為對象，在公民館（為鄉村人民的文化福利而設的會館，即文化館）等市內五處會場，每個人進行兩次訓練。

成立於一九九八年五月，當時約召集五十人。每個月在北公民館進行兩次的訓練。參加健康講習會僅僅半年的人，紛紛表示「好像恢復年輕了」、「不再容易疲勞」、「血壓下降」、「能夠輕鬆步行」等，令人可喜的報告陸續出爐。

後來，藉著參與者的口碑，規模不斷的擴大。現在市內已經設立五處，共有三百五十名老人參加肌力訓練。

首先，來談談設計運動內容以及成立「銀髮族元氣補習班」的經過。

市民問卷調查居第一位的「擔心老後的健康問題」

一九九八年春天，三鄉市的教育委員會主動和我聯絡，表示「想要創辦適合高齡者的運動教室，是否能請您擔任指導員」。

我想要推廣肌力訓練，所以，每當有人請我進行演講時，只要時間允許，我都

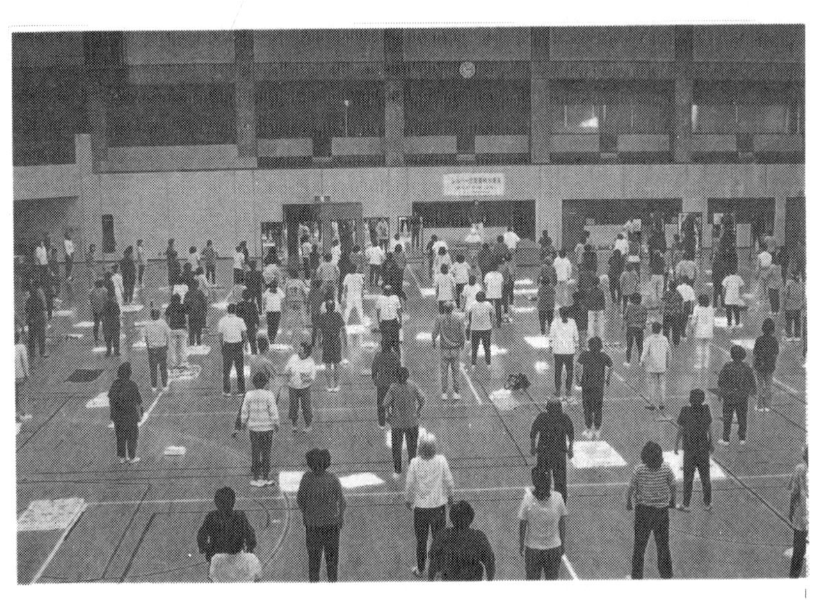

會場上聚集許多關心健康的三鄉市民

會前往。

以前我就曾經接受過三鄉市消防署的邀請，進行有關於肌力訓練的重要性的演講。三鄉市消防署有舉重訓練的同好會，熱衷於創造體力。其中主要成員是千葉縣柏市訓練中心「SUN PLAY」的會員。

當時許多市民參與演講會，甚至中學的家長會還有人提議「讓學生練習」。

我在橄欖球稱霸全國的伏見高工、縣立橫須賀高中橄欖球社以及慶應高中棒球社等進行創造體力的指導。我喜歡和年輕人交談，當時前往指導時，發現竟然有七百名運動選手夾道迎接，讓我驚訝不已。我演講的主題是「年輕人與夢想」，每個聽眾的眼睛都閃爍著光芒，仔細聆聽。

後來，我將這件事轉告企畫高齡者運動教室的三鄉市教育委員會，結果他們主動邀請我。這就是事情的始末。

當時，三鄉市剛開始興建二十一世紀街道的綜合計畫。關於部分的基本資料，需要進行市民的問卷調查。結果「希望能夠獲得擁有充實健康生活的醫療保健設施」佔三三．一%，居於第一位。其次是「促進三鄉網路周邊等的開發」佔二六．五%。由此可知，市民們對於健康的關心度相當高。

以全國的水準來看，三鄉市的高齡者人口並不多，但是，老人保健醫療費的金額卻逐年增加。該市為了節省老人的醫療費，於是嘗試創辦以高齡者為對象的體操教室。

昔日三鄉市有繪畫或書法等講習會，但卻沒有運動相關的活動。最大的問題在於，很難找到適合的指導者。最後邀請曾到該市進行演講的我。

高齡者進行肌力訓練，創造健康

二十幾年前，我曾經以一般人為對象，在文化教室等舉辦過肌力及伸展訓練等講座課程，後來有個突發構想。

亦即希望高齡者也可以進行相同的體操。

當時雖然有肌力訓練，但是，給人如健美先生般的「肌肉男」的印象，並不像現在為大眾所接受。肌力訓練被視為是特定對象才能進行的訓練。有的運動選手甚至誤以為這麼一來「身體會變得僵硬」、「會減緩速度」。

老年人及大部分的人則認為「實在很困難」。

為消除這些偏見，我歷經努力，十多年來，不斷的苦口婆心呼籲肌力訓練有助於增進一般人的健康。

以前就有很多高齡者參與我所主辦的「SUN PLAY」。由於對於高齡者進行的肌力訓練成效卓著，所以更加深了我的信心。年紀愈大，愈需要鍛鍊肌肉，否則在生病之前，可能早就從腳部開始衰弱。

運動選手和老年人的運動內容相同

以下就來檢討我設計的運動項目吧！

基本上，不需要什麼特別的訓練，和我主辦的訓練中心「SUN PLAY」的運動項目完全相同。

主要的重點如下：

・安全。

・不易厭煩而能夠持久。

・難度「稍難」。

對於期待特殊訓練的人而言，可能要失望了。

無論是高齡者或國內頂尖的運動選手，訓練項目完全相同。

從一般人到各種運動選手，都曾經接受我的指導。

例如，已經從摔角界退休而仍然相當活躍的小錦、輝煌一時的富士櫻（中村親方）、朝潮或現在的曙和水戶泉等人，甚至是極真空手道的松井章圭（極真會館館長）、世界冠軍數見肇、擅長格鬥的佐藤或棒球、自行車競賽及網球選手等，各類運動健將不勝枚舉。其中不乏因為會影響選手生命的問題而前來接受訓練的人。

獲得優勝而興奮得通知我的橫綱曙關就是其中一人。

一九九六年秋天，因為腰痛而無法回到相撲台的曙關，於「ＳＵＮ ＰＬＡＹ」接受東山再起的訓練。在各種訓練器材中，竟然連原本他最熟悉的跑步機運動都無法持續二～三分鐘，症狀非常嚴重。

我建議他進行以深蹲和臥踏步為主的肌力訓練。為了刺激橫綱的好勝心，我也在一旁反覆做相同的運動。我相信堅強的橫綱一定能夠東山再起。

兩個月後，他終於恢復到能夠一次做五百下的深蹲。當時打算退休的橫綱，藉由這次特訓重新振作。

話題似乎扯遠了，以下再回到「銀髮族元氣補習班」的運動項目。

無論是針對業餘或職業者、年輕或高齡者，訓練的內容是不變的。

一般人認為，職業選手通常會接受秘密的特訓，其實這是誤解。在「ＳＵＮ ＰＬＡＹ」，大家全都是由腹式呼吸開始，花點時間做預防腰痛的柔軟體操。職業選手也是一樣。

唯一不同的是「力量的斟酌」。

像嘐關或極真空手道的數見選手等人，對於「力量」的要求本來就和普通人不同。畢竟不是每個人都想朝職業運動選手的目標邁進。

即使年齡相同，體力也不一定相同。六十歲的人，運動量當然比年輕人更小，因此，只要在適度的範圍內輕鬆的進行即可。

持之以恆，絕對能夠提升體力。從一次到兩次、兩次到三次，適應之後，就不會懶得活動身體，自然會慢慢的產生自信。「銀髮族元氣補習班」的肌力訓練，就是這樣的運動。

經由復健確認其運動效果

在此，針對「銀髮族元氣補習班」的運動項目中的「舒適體操」稍作說明。

實際進行後，會發現這是很困難的運動。就連我自己做完之後都汗流浹背。很多人認為這應該是很輕鬆的運動，因此，才命名為「舒適」。但是有人做完之後卻足腰疼痛，甚至開始發牢騷。

足腰腫脹，表示動作很確實，應該持續下去。舒適體操的四種運動（本書收錄其中三種），包括足腰的運動、關節的活動等。反覆進行數次都不易厭倦，是頗耐人尋味的運動。就像在做中國的氣功和打太極拳一樣。建議讀者跟著做，效果非常好。

這個體操，令我想起身體無法自由活動時的痛苦回憶。

我來自於奄美大島。奄美產生許多空手道、相撲和柔道等著名的格鬥選手。我在學生時代就開始學習柔道。中學、高中時參加鹿兒島縣大賽，獲得優勝。希望有朝一日能夠在柔道界一展所長，於是高中畢業之後就來到都市。

然而，在這兒等著我的卻是重症脊椎分離症。

醫師說，由於長年的肌肉疲勞，骨頭嚴重受損，必須住院一年，後來甚至無法一個人上廁所，當然也無法運動。

一年後出院，恢復情況不良，仍然不能運動。

「一切只能靠自己了。」

下定決心後，凡是有益健康的療法，我都努力嘗試。在信州進行溫泉治療、針灸、整骨療法等，嘗試過各種療法。

後來成為一生志業的健身運動，則是當時做為復健運動才開始嘗試的。每一個深蹲，都必須仔細評估自己的肌肉動作，和以往的感覺截然不同。

進行深蹲時要特別用力。做完十次後，已經可以做到五千下。結果克服脊椎分離症，在健美大賽中獲得優勝。

銀髮族元氣補習班的訓練，可說是我自己下過苦工之後所創立的「操體法」的精華。四十八歲後退休，致力於治療腰痛的調整身體運動。這些都是基於自己的體驗，覺得對身體有幫助才建議各位學習的方法。

不要勉強運動，最重要是持之以恆

每個月兩次的「銀髮族元氣補習班」，必須費時兩小時。經過大眾媒體的報導之後，許多人遠從各地前來觀摩。

最令我印象深刻的是，參加者臉上生動的表情。觀察一般的有氧舞蹈教室，似乎只有老師充滿元氣，學生則氣喘如牛，一點也不輕鬆。

元氣補習班則完全不同。不僅老師精神十足，每個老年人更是活力充沛，看不到咬緊牙根做運動的光景。不會的運動可以不做。體力不堪負荷時，也可以在一旁休息。等到出現會做的運動時再跟著做即可。

三十頁的一覽表是八月三日北公民館的訓練內容。每次的訓練項目不盡相同。

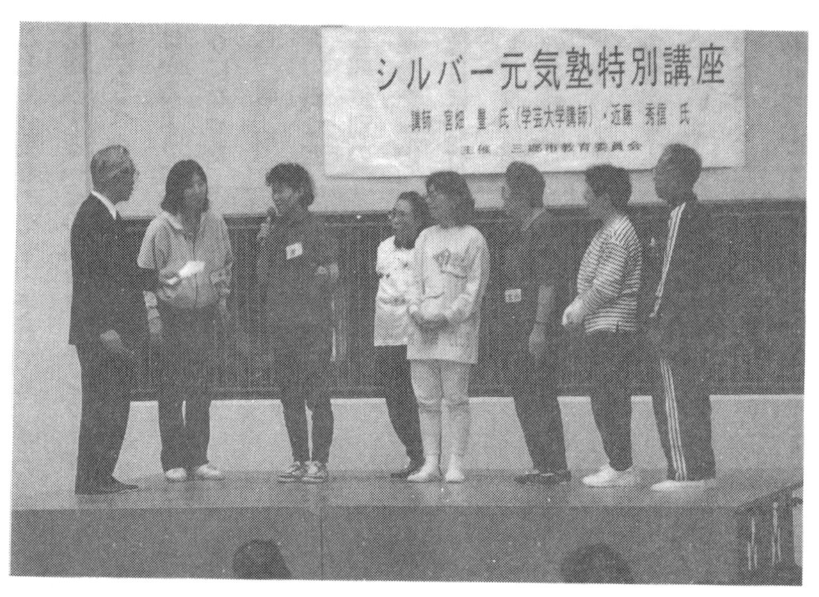

發表銀髮族元氣補習班偉大成果的參加者

除了一開始的腹式呼吸之外，都有些微的異動。因為一旦運動項目固定，就容易厭倦。食物也是同樣的情況，有時要更換菜單，給予新奇的刺激。

另外，最好選擇在前半段進行的當場大踏步走的「走路」和「舒適體操」，藉此能夠促進血液循環。熱身之後，就可以開始做腹、肩、背、腿等各部位的運動，共有十種。這些運動到底具有哪些效果，稍後會加以解說。了解各種效果之後，就會更積極的做運動。

身體有障礙的人，只要持續三個月或半年，手腳就能自由活動，疼痛消除，恢復正常的生活。報章雜誌不

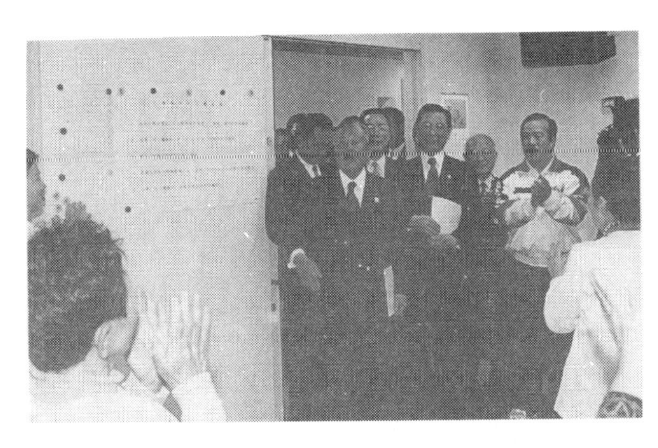

埼玉縣縣長土屋義彥到會場訪問

斷的報導這種運動效果，使得「銀髮族元氣補習班」一躍成名。

去年秋天，土屋埼玉縣知事（縣長）耳聞銀髮族元氣補習班而前來參觀。原以為他只是來視察，沒想到自己竟然也脫下西裝，和參加者們一起做體操。他幽默的說：「自從我在街頭進行選舉運動之後，就再也沒像現在這樣的舉過手了。」這一段話使得會場的氣氛頓時變得十分融洽。

老師妙語如珠，學生輕鬆的學習

對少數人而言，體力不足以持續兩小時的運動，所以，老師特別提供一個聊天的場所。

夏天時，進行中暑的指導，過年時，則進行年糕梗在喉嚨時的急救措施。有的指導員在消防署服務，相當熟悉急救過程。甚至有的老師妙語如珠，使得上課氣氛十分活絡。「銀髮族元氣補習班」就是這樣的抓住年長者的心。每個成員真的都很用心的在學習。

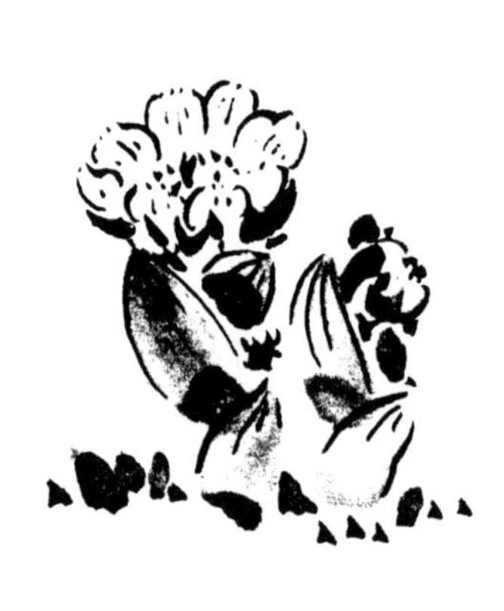

「銀髮族元氣補習班」訓練內容

三鄉市北公民館（下午一點半～三點半）

①腹式呼吸②調整身體運動（腰痛體操）③原地踏步④抬腳跟⑤抬腳跟＋猜拳體操⑥深蹲⑦單腳踏出（前弓箭步）〈講解〉「走路和慢跑的不同」等⑧舒適體操⑨肩膀酸痛體操⑩伸展手指⑪伸展頸部⑫抬腳尖⑬腹肌⑭上體後屈運動⑮抬腿體操⑯背肌

消除肩膀酸痛、腰痛、膝痛……參加者提出的各種肌肉訓練效果

不輸給年輕人，活躍於最前線的最高齡者

櫻井一二（八十三歲）

以下來探討參加「銀髮族元氣補習班」的高齡者的運動效果。

最高齡的成員是，能夠在盛夏時節於會場單程徒步二十分鐘的櫻井一二先生（八十三歲）。每次他來元氣補習班時都很快樂，絲毫不覺得疲累。他經常站在會場的最前排，所有的運動項目都做，而且「即使做兩小時也不累」，總是活力充沛。

櫻井先生每年有一、兩次會到孫子居住的宮城縣

櫻井一二先生的測定資料（1999 年度）

	第 1 次	第 2 次	第 3 次	第 4 次	第 5 次
舒張壓	80mm/Hg	72mm/Hg		78mm/Hg	78mm/Hg
收縮壓	136mm/Hg	150mm/Hg		138mm/Hg	146mm/Hg
體　重	60.8kg	60.2kg		61.6kg	59.9kg
體脂肪率	17.3%	16.9%		16.4%	15.5%

旅行，因此，比一般人更注意健康問題。去年旅行時，正好遇到火車旅客擁擠的時期。到達仙台為止，他都一直站著，甚至笑容滿面的說道：「我可一點都不輸年輕人喔！」這就是平常鍛鍊所展現的成果。

去年報紙也曾經介紹過櫻井先生在家中自我訓練的情形。以下就說明其詳細的經過。

◆

不會受傷、不會生病，能夠創造體力，很有元氣的生活。這是許多高齡者共同的願望。在東和東地區文化中心學習的櫻井一二也是其中一人。年輕時，只學過刺槍術。現在則能夠騎腳踏車到附近購物，對體力深具自信。不過，最近突然發現身體無法自由活動。

於是在去年接受參加「銀髮族元氣補習班」的妻子的建議，也加入了補習班。雖然妻子現在已經退出，但是仍在家中聚集同好，加以指導，成為一位名教練。她原本背部疼痛，必須扶著椅子做體操，後來疼痛緩和，甚至可以正坐。此外，偏高的血壓和血糖值也恢復為正常值。當然不會掉以輕心，還是會一邊做家事，一邊練習體操。

「不會輸給現代年輕人喔」

由於身邊有實驗者，所以，櫻井先生能夠持之以恆的做體操。

櫻井先生遵守元氣補習班的學習項目，絕對不勉強自己。即使次數不多，仍然每天進行。一旦勉強去做，不僅無法持續，而且會損傷身體。因此，最初的一個月，只有早晚各進行十分鐘。

夏天清晨，趁著陽光不大時，在起居室拿著教材從腹式呼吸開始練習。雙手壓著腹部，慢慢的反覆呼吸。

接著，認真的進行走路等溫暖身體的運動。同時持續進行對腰痛有效的體操。仰躺，雙腿併攏，朝左右彎曲。在一旁觀看的妻子會加入練習。有時，她會建議還做不慣這些姿勢的丈夫：「腳要這樣併攏，然後依照這種方式彎曲喔！」並且親自示範。兩人一起呼口號練習。之後，再回到最初的腹式呼吸，調整呼吸和心情。最初的一個月，櫻井先生覺得身體變得很輕鬆。

要實行偉大的夢想，必須先創造體力

山口朔（七十九歲）

永保年輕，朝理想邁進。

在東和東文化中心會場進行肌力訓練的山口朔（七十九歲），是一位充滿朝氣的女性。

山口女士從七十五歲開始進行石像雕刻。這一年秋天，她的作品在縣立三鄉公園展示，同時和大家一起做最後的修飾工作。

對男性而言，雕刻花崗岩是很吃重的工作，更何況是高齡的山口女士。她最常掛在嘴邊的一句話就是「所以需要有很好的體力」，一旦肌力衰退，就很難進行花崗岩的雕刻工作。因此，她特別拜託銀髮族元氣補習班的老師，讓她可以每週參加其他會場的訓練。從事想做的工作，又能持續活動身體，所以總是精力充沛。

石像雕刻似乎是男性的專利，沒有力氣的女性根本無力承擔。然而，山口女士七十五歲才開始學習石像雕刻，她的挑戰精神值得晚輩們學習。參加元氣補習班之前，曾經到有氧舞蹈教室上課八年，能夠以正確的姿勢進行深蹲，可見她的足腰極

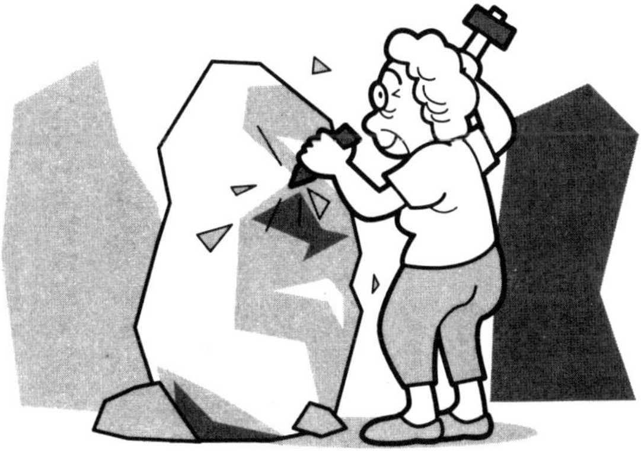

具彈性。

而站在山口女士旁邊的兒子山口修一（五十五歲），則以不靈活的動作進行調整身體運動，感覺十分的吃力。

修一先生年輕時，因為勉強做器械體操，結果得了疝氣，有段時間臥病在床。手術後復原情況不良。後來，接受母親的建議，和母親一起做運動。「我不能夠做有氧舞蹈這種劇烈的運動，但是銀髮族元氣補習班的體操，是適合高齡者的溫和運動，所以可以多花點時間練習。」修一先生對我這麼說。

「石雕藝術需要體力」

面對這種情況，我依照自己的經驗，盡量給他建議。一味的依賴他人，很難治癒這種疾病，需要自己擁有想要恢復健康的堅強意志和努力。因此，我鼓勵他不要放棄希望，要持續的努力。

體會到能夠自由行動的喜悅及健康的可貴

平本常子（七十六歲）

平本常子（七十六歲）原本因為膝痛而無法走路，後來「體會到能夠隨心所欲行動的喜悅」，症狀獲得改善。

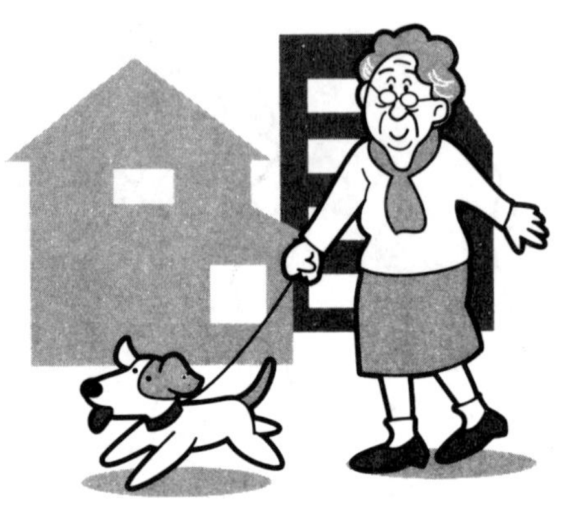

「愛去哪兒就去哪兒」

平本女士以前就為膝痛所苦。三年前，病情開始惡化。膝積水，已達必須抽除地步。

在家時，要扶著家具才能夠走路，甚至要爬著去上廁所，當然也無法外出。即使到醫院去，也只能抽除積存的水。正當她沮喪的想要放棄時，得知「銀髮族元氣補習班」的存在。

最初，她是被人抱進會場（北公民館）的。腿無法動彈，只能扶著擺在角落的鋼琴，努力的活動手指。指導老師建議她：「在能夠做到的範圍盡量活動，但是不要勉強。」於是她每天都持續練習。

三～四個月之後，膝痛緩和，手腳能夠活動了。

每天早晚利用二十～三十分鐘，扶著廚房的流理台，慢慢的增加運動項目，持之以恆，終於出現成效。四～五個月後，膝痛消除，能夠和大家做同樣的運動。

身體不靈活的平本女士，現在已經能夠自由行走。由此可知，這些運動對全身都有好的影響。

此外，醫師開立的許多高血壓和心臟的藥物量，已經減少到一半以下。而骨密度原本不到成人的八十％，運動三個月後，增加為九六％。

骨密度大幅增加

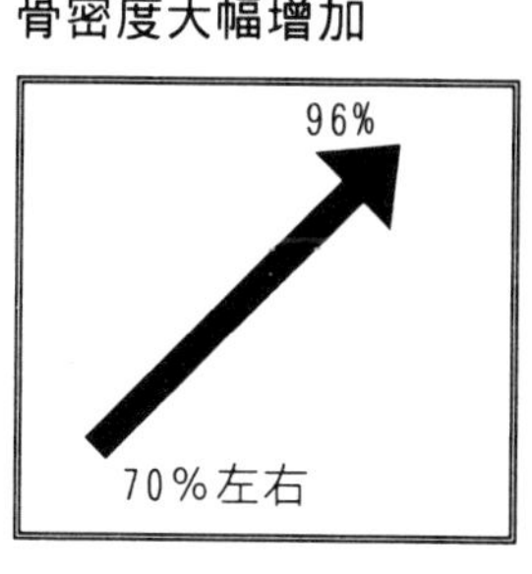

以往總是待在家中的平本女士，眼前的視野完全擴展開來，個性變得十分開朗。「現在即使沒有扶手，也能夠自由的上下車站的樓梯，想到哪兒就到哪兒。」她高興的說道。

現在每天早晚還是持續進行肌力訓練。

「對我而言，這就好像例行公事一樣。」

無論是山口女士或平本女士，都將訓練視為「工作」。

原本無法翻身的身體終於能夠活動

鈴木初枝（七十一歲）

另外，還有一位重症疾病減輕而變得開朗的人。

那就是在彥成地區社區活動中心接受訓練的鈴木初枝（七十一歲）。

她的膝、腳踝、髖關節、雙臂、雙肩等全身關節僵硬疼痛。鈴木女士自從一九九五年以來持續看門診，並沒有做過決定性的治療。「就寢時，痛得無法翻身。甚至一天泡三次澡，希望能夠減輕疼痛。每天都很痛苦。」

後來，在看診的醫院遇到「銀髮族元氣補習班」的老師，得知肌力訓練教室的存在，於是抱持孤注一擲之心來到會場。鈴木女士回顧當時的心情，「只要有治癒的希望，任何方法都想嘗試，因為實在已經束手無策了。」

最初進行訓練時，無法獨自站立，必須由老師攙扶著才能做運動。

每天持續做體操，效果極佳，手腳逐漸能夠活動。鈴木女士說：「當自己可以獨立解開圍裙的釦子時，不禁喜極而泣。」

對高血壓有效，只要持續運動就能維持在標準值內

豬又　正子（六十七歲）
豐崎二六子（六十歲）

許多參加銀髮族元氣補習班的人，進行肌力訓練經過三個月或半年之後，血壓降低到標準值內，不必再使用降壓劑。

事實上，醫院也會建議輕度高血壓患者進行藥物及運動療法。然而，運動療法指的是，在醫師的指導下，進行如自行車測力計等的運動。

不過，我認為最好是做肌力訓練。藉著刺激肌肉，能夠促使上升的血壓恢復為正常值。因此，在運動項目中，也加入了幾種能夠引出降壓效果的運動。

豬又正子（六十七歲）的收縮壓為一八〇毫米、舒張壓為一二〇毫米。尤其在夏天和冬天時，情況更是嚴重。「持續進行肌力訓練後，血壓開始下降，已經恢復為正常值，變得很穩定，現在不必再服用藥物了。」豬又如此的說道。但是停止運動後，血壓又會再度上升，因此不能掉以輕心。豬又女士表示，今後還會持續進行訓練。

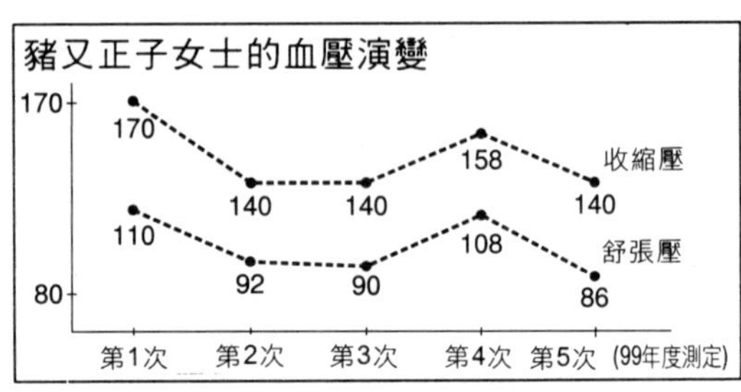

豐崎二六子（六十歲）年輕時，曾經參加田徑運動，婚後就很少活動身體了。在體力減退的同時，收縮壓為一五〇毫米、舒張壓為九十毫米。沒有明顯的自覺症狀，醫院診斷其為輕度高血壓，因此，讓她服用降壓劑。

參加「銀髮族元氣補習班」之後，血壓維持在標準值內（收縮壓為一〇一～一三九毫米、舒張壓六一～八九毫米）。醫師表示，只要每天早上服用一次劑量較少的藥物即可。

一旦開始服用降壓劑，就很難停止，因為有副作用的問題。不過，最好還是盡量減少服用量。減少的部分，就由運動彌補，這才是聰明的做法。

原本就喜歡活動身體的豐崎，每天在家中交互進行走路和肌力訓練。傍晚做完家事時，花十～二十分鐘進行銀髮族元氣

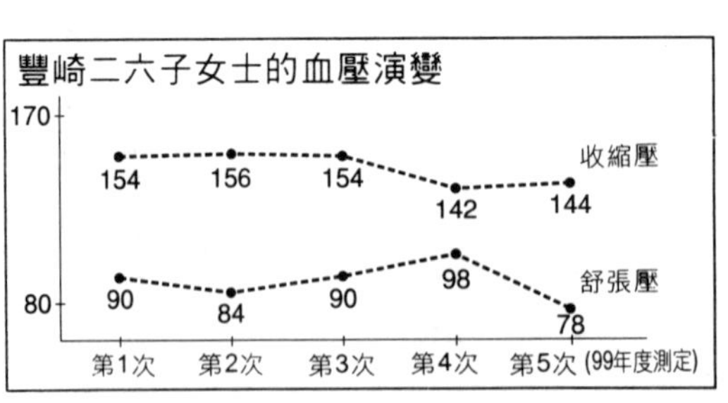

補習班的運動。「站在廚房流理台前，做踮腳尖運動等。」她元氣十足的說道。

將運動融入生活中，才能發揮持續運動的力量。最好能像豐崎女士一樣，自然的活動身體。

此外，將運動納入生活中的還有一位，即日下田三千枝（六十二歲）女士。她的做法是「站在二樓曬衣場的鏡子前，進行舒適體操」。每個人的身邊都有很多進行訓練的機會。

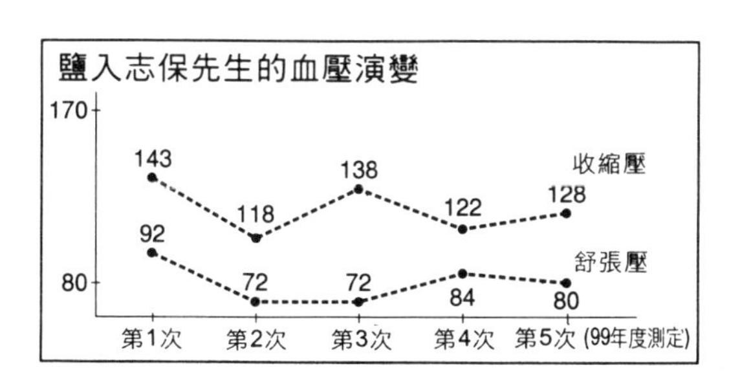

塩入志保（六十六歲）先生在六十歲退休後，收縮壓上升到一八〇毫米。

後來從電視報導得知「銀髮族元氣補習班」的消息，於是報名參加。結果身體變得輕盈，收縮壓降至一一八毫米，舒張壓則降至七二毫米，恢復正常值。

現在每天晚上都會做十分鐘的運動。

度過退休後的低潮期，重新找回活力充沛的人生

高島輝穗（七十七歲）
土澤　脩（六十九歲）
中俣信一（六十四歲）

如之前所介紹的塩入先生一樣，許多人從長年的工作中解放出來之後，身體開始狀況變差。

尤其是男性，退休之後狀況往往不佳。

同樣是來自北海道，但是，每次都會到北公民館會場的高島輝穗（七十七歲）先生及土澤脩（六十九歲）先生也是如此。

高島六十七歲時退休，移居到三鄉市。

不適應新的環境，罹患老人性肺氣腫（吸入的空氣殘留在肺中，出現呼吸困難或胸痛等症狀的疾病）、自然氣胸（空氣進入肺和胸壁之間，出現呼吸困難或胸痛等症狀的疾病）等呼吸器官的疾病。持續五十年抽煙的老槍煙——高島先生，心靈空虛，陸續出現以往生活不規律所引發的後遺症。

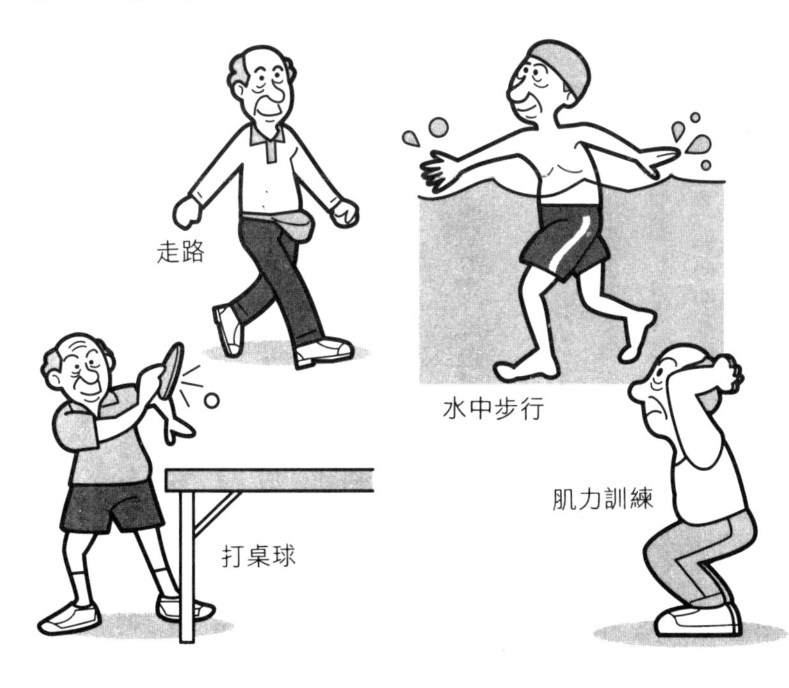

「哇！再這樣下去，身體會日漸衰弱，一定要儘早謀求對策。」

下定決心的高島先生，參加銀髮族元氣補習班，進行走路及水中步行等運動。一年半後，不再需要服用任何藥物，心情變得很開朗。

現在每天下午進行四十五分鐘的肌力訓練。不過，每天做的不是相同的運動項目，會配合當天的身體狀況選擇適當的運動。高島先生說：「希望自己能夠健康快樂的度過餘生。」

另外，土澤先生長期持續上班族的生活，在突然放鬆後，出現腰痛。病情不嚴重，但在變換姿勢時容易疼痛。聽說銀髮族元氣補習班的體操對腰痛有效，於是去年春天開始進行練習。此外，也進行水中步行、桌球等運動。

「訓練肌力對腰痛不具速效性，需要一段時間，不能焦躁。進行各種運動，發揮綜合效果，所以體力逐漸恢復。」一直維持自己步調的土澤先生說道。兩個人都很喜歡銀髮族元氣補習班和樂融融的氣氛，以及不勉強的運動訓練。他們不約而同的表示「今後會持續進行」。

同樣在北公民館進行練習的中保信一（六十四歲）先生，去年退休。今年的春天，夫妻倆一起參加銀髮族元氣補習班。身體沒有明顯的疾病，只是為了保持健康而努力運動。

中保先生每個月會去打一次高爾夫球，為了提高打球的技術而進行肌力訓練。他說：「特別喜歡深蹲。做完深蹲後，不容易疲倦，高爾夫球後半場可以維持好成的績。」

不拘泥於現狀，抱持積極的態度，相信他的球技會更上一層樓。

活絡身心的神奇力量

退休後的上班族男性，通常要花較長的時間才能習慣新環境。尤其平日熱衷於工作的人，這種傾向更為顯著。在這段適應期間，內心往往會產生嚴重的空虛感。

「前言」中曾經提及，我在四十八歲之前一直是健美選手，連續二十八年參加「日本健美先生」的比賽。現在仍然沒有人可以打破我的記錄。不熟悉健美的人，可能不了解這其中所代表的含意。像大相撲的力士或職業拳擊手，通常體力很難維持到四十八歲。

退休後的二～三年，出現低潮。所謂「病由心生」，產生腰痛等現象。而能夠幫助我度過這種困境的，就是肌力訓練。藉由自己主持的訓練中心，和年輕人一起活動身體，讓我找到未來的目標。運動的確具有放鬆身心的力量。

許多參加「銀髮族元氣補習班」的人，曾經遭遇一九九五年一月的阪神・淡路大地震，不得已搬到了三鄉市，並且長期待在家中。直到參加銀髮族元氣補習班之後，完全判若兩人，恢復元氣。

雖然參加者的目的在於提升體力，但是對他們而言，這裡也是非常快樂的社交場合。有人告訴我：「每次看到同年齡層的人那麼努力，自己也不知不覺的勇氣十足。每週進行，變得活力充沛。」

「銀髮族元氣補習班」體力測定的資料

次頁數值是一九九九年度「銀髮族元氣補習班」每位參加者第一次測定日（五月）和第五次測定日（二月）的體重變化圖表。體脂肪率方面，女性超過30%、男性超過25%時，即為肥胖。現在是以有肥胖傾向的女性為主所提出的資料。「銀髮族元氣補習班」並不是以減肥為目的，但是，大部分的人確實能夠慢慢的減輕體重。

值得注意的是體脂肪率。圖表中，白色的部分是用體脂肪計測得的體脂肪量。除了一人之外，大家的體重都明顯的減輕。肥胖曲線下降，體脂肪率從36.3%降至29.7%的Ｔ・Ｓ，以及從40.6%降至34.8%的Ｙ・Ｎ，兩人的減肥效果顯著。由此可知，他們在家中一定經常進行訓練。

此外，還有很多人灰色的部分明顯增加，這是值得注意的一點。灰色部分是去掉脂肪後的實際體重（去脂肪體重）。亦即肌肉、內臟和骨骼等的重量。這時即使減肥，也不能減掉的部分。因為這是相當於引擎的部分，是維持人類生理活動不可或缺的。

持續肌力訓練，能夠增加肌肉和骨量，同時提高去脂肪體重。不過，灰色的部分不會讓人看起來好像有脂肪積存在體內般的臃腫，反而會讓身體看起來更紮實。

另一方面，雖然有的參加者體重沒有變化，但是身體變得紮實而輕盈。亦即肌力訓練的運動效果，有時很難用體重計測量出來，而是在不知不覺中出現了塑身效果。

實質體重

體脂肪率

第1次測定(5月)

第5次測定(2月)

I.T.
(62歲)
33.8%
30.4%

M.K.
(65歲)
32.3%
29.3%

M.I.
(68歲)
31.5%
29.0%

T.S.
(61歲)
36.3%
29.7%

M.S.
(58歲)
46.7%
44.5%

I.O.
(63歲)
33.7%
31.4%

T.Y.
(70歲)
40.9%
38.0%

Y.N.
(59歲)
40.6%
34.8%

R.O.
(60歲)
32.5%
28.3%

M.N.
(60歲)
35.7%
31.9%

M.Y.
(64歲)
36.0%
32.9%

T.S.
(60歲)
38.8%
33.7%

T.S.
(62歲)
30.1%
24.2%

巡迴「銀髮族元氣補習班」各會場，詢問參加者到底有什麼改變，回答結果如下

疾病痊癒

- 肩膀酸痛治癒
- 腰痛治癒
- 膝痛痊癒
- 頭痛消失
- 高血壓治癒
- 便祕痊癒
- 不易感冒
- 體脂肪率降低
- 骨密度提高

運動、生活

- 走路不再覺得痛苦
- 可以輕鬆的上下樓梯
- 可以加快走路速度
- 不易跌倒
- 動作敏捷
- 能夠熟睡
- 可以騎腳踏車
- 體力大增
- 產生食慾

體型

- 身體輕盈
- 腹部平坦
- 體重減輕
- 姿勢良好

心情、行動

- 變得活潑
- 變得積極
- 不再懶得外出
- 消除壓力
- 喜歡聊天

第二章

恢復年輕，元氣十足！

—現在開始肌力訓練也不晚

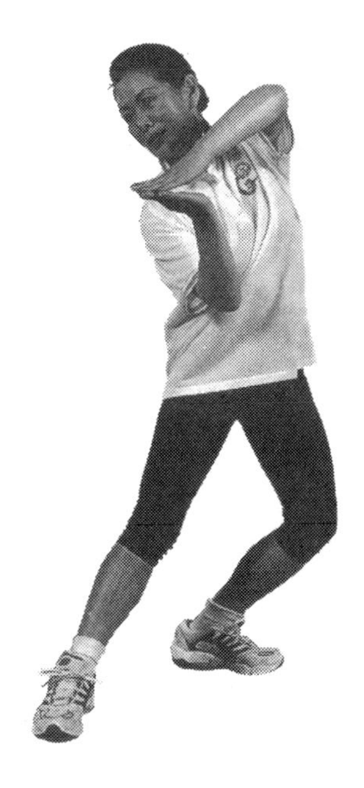

意識到肌肉就能變得更有元氣

能夠自由活動的肌肉及與意識無關而活動的肌肉

附著於人體的肌肉，大致分為兩種。

即能夠按照個人意志而隨心所欲活動的肌肉（隨意肌），以及意志無法控制而活動的肌肉（不隨意肌）。

站立、跑、跳時所使用的肌肉，是屬於前者，能夠自由活動的肌肉。做韻律體操，隨著節奏擺動、彎曲手腳時所使用的肌肉，也是屬於隨意肌。

另外，活動身體時心跳加快，或飢餓時肚子咕嚕咕嚕叫，我們無法使這兩種現象停止。這種不能以意志控制的肌肉，就是不能隨意以意志控制的肌肉，是屬於不隨意肌。

本書中所提到的肌肉，都是能夠靠自己的意志活動的隨意肌。以下介紹能夠自由運用肌肉屈伸以恢復元氣的方法。

意識到肌肉是重要的訓練之一

人體內到底有多少能夠屈伸的肌肉呢？

與活動身體有關的肌肉（骨骼肌），大小共有六五〇塊，約佔體重的四成重。

事先了解一些重要的肌肉，則運動時很有幫助。

通常肌力訓練是按照手、腳、胸等身體各部位進行的。任意活動身體與知道什麼運動對什麼部位有效，兩者會產生截然不同的結果。以長遠的眼光來看，肌肉的發達程度也有所差異。

在此以腹肌運動為例，來深入探討這個問題。

初學者容易犯的錯誤就是，為了使自己坐起來而手腳肌肉過度用力。如此會使運動效果減半。正確的做法是，手抵住腹部，意識到利用腹肌運動。這樣才能夠掌握到意識肌肉的訣竅。

我指導的成員相當多，其中之一是東京大學的健身社。提到東大，大家最容易聯想到的運動就是健身。該校的健身社是全國數一數二的。

實力堅強的秘密在於，訓練時的工夫和集中力。

肌肉的名稱

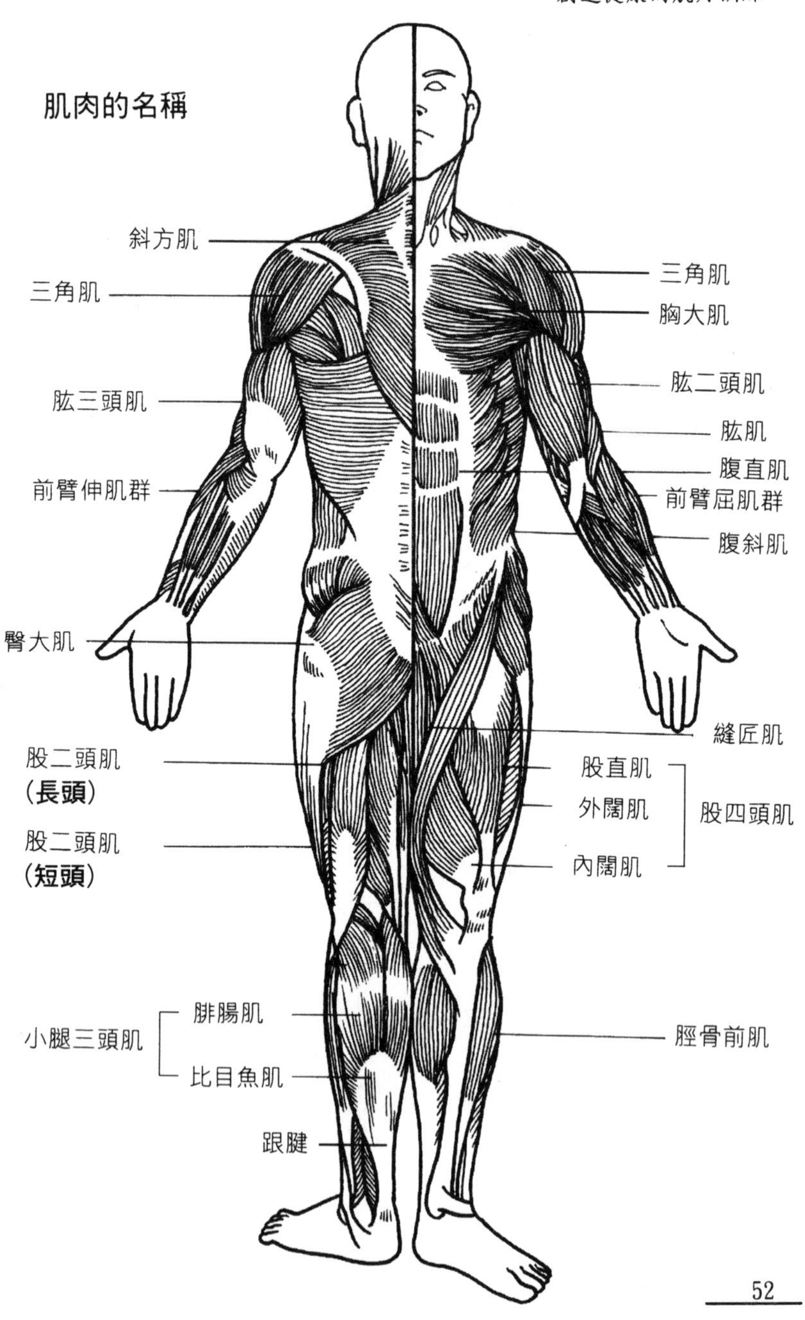
斜方肌
三角肌
肱三頭肌
前臂伸肌群
臀大肌
股二頭肌
(長頭)
股二頭肌
(短頭)
小腿三頭肌
腓腸肌
比目魚肌
跟腱
三角肌
胸大肌
肱二頭肌
肱肌
腹直肌
前臂屈肌群
腹斜肌
縫匠肌
股直肌
外闊肌
內闊肌
股四頭肌
脛骨前肌

加入社團後，那些沒有健身經驗的初學者，只要經過一年、兩年的練習，就能培養出強韌的力量。「做這種運動對哪些肌肉有效，會產生何種效果。」社員在練習時，腦海中不斷的思考著。

也許閱讀本書的讀者無法做到這一點，但是與其茫然的囫圇吞棗，倒不如在訓練時想像「現在做的運動到底是鍛鍊哪個部位的肌肉」、「到底具有何種效果」，如此反而會更有元氣。

高齡者的肌肉也會增加

肌肉是由纖絲這種極細的纖維（肌纖維）聚集而成的。根據研究，纖絲數終其一生都不會改變。

因此，「肌肉附著」並非纖絲數增加，而是纖絲本身變粗。

肌纖維隨著成長而變粗，一旦成長停止而開始老化時就會變細。這種情形和頭髮有點類似。

不過，與頭髮不同的是，肌纖維持續使用會變粗而不會變細。最有效的做法就是一般人所熟知的肌力訓練。

●肌肉不使用就會萎縮，適度使用就會變粗而強韌

專業術語是「ROOX原則（量力性原則）」。

看似簡單，但卻是運動範疇中最基礎的想法。

平常不運動的人的肌肉會慢慢的消瘦。很少使用的肌肉容易快速減少。舉個簡單的例子。骨折時，打石膏固定的手腳，由於不使用肌肉，所以，會明顯的消瘦而萎縮。

反之，持續適度的運動肌肉，則無論年紀多大，都能保持一定的肌肉量，同時隨著訓練會慢慢的增加。

事實上，對於職業運動選手或一般人而言，ROOX原則都適用。沒有年齡限制，即使是高齡者，只要持續運動，就能創造肌力。

沒有運動習慣的人肌力發達較早

我所主辦的訓練中心，甚至有九十歲的高齡者參加訓練。

對老年人來說，持續運動仍然可以提升肌力。運動與年齡無關，問題在於做與不做。

與年輕人相比，肌力的附著確實較緩慢，但是，英國卻有一百歲才開始接受訓練，結果肌肉變得發達的例子。因此，即使是六十歲、七十歲，肌肉還是會不斷的成長。無論從幾歲開始鍛鍊身體，都沒有問題。

希望實際感受到運動效果的人，不妨向「斜向伏地挺身」（參照九十六頁）挑戰。一般人最初只能做兩、三下，接著，以每週二～三次的步調持續做一個月。

無論任何人，應該都可以做五下以上。甚至有人能夠做十、二十下。只要反覆練習，不知不覺中就會記住使用肌肉的方法。雖然不是百分之百，但確實能夠感受到「肌肉發達」。

尤其是平常不運動的人的肌力，只要持續訓練，就會明顯提升。這就是肌肉的特徵。

另一方面，與肌力相比，柔軟性的伸展較為緩慢。肌力是以月為單位、柔軟性則是以年為單位加以伸展。

各位知道成田金老婆婆進行肌力訓練的事嗎？

一〇七歲時過世，確實令人惋惜。她是雙胞胎姊妹的其中一個。金婆婆曾經對接骨醫師說，她覺得進行肌力訓練很快樂。

九十八歲時，因為腰痛而接受接骨醫師的治療。後來，開始接受肌力訓練。將一．五公斤的鐵片掛在腳踝上，定期做運動，結果足脛有肌肉附著。原本如棒子般細瘦的腿，逐漸變粗。在過世前二～三個月，仍然持續進行肌力訓練。

不會跌倒的足腰肌肉鍛鍊法

均衡的鍛鍊肌肉

運動的肌肉（骨骼肌），因其功能不同，分為以下兩種。

①伸展關節的「伸肌」

②彎曲關節的「屈肌」

開始進行肌力訓練之前要切記，骨骼肌分為「伸肌」和「屈肌」。兩兩成對，發揮作用。

以肱為例，內側的肱二頭肌（形成突起的肌肉）是屈肌，而做伏地挺身時發揮作用的外側肱三頭肌是伸肌。

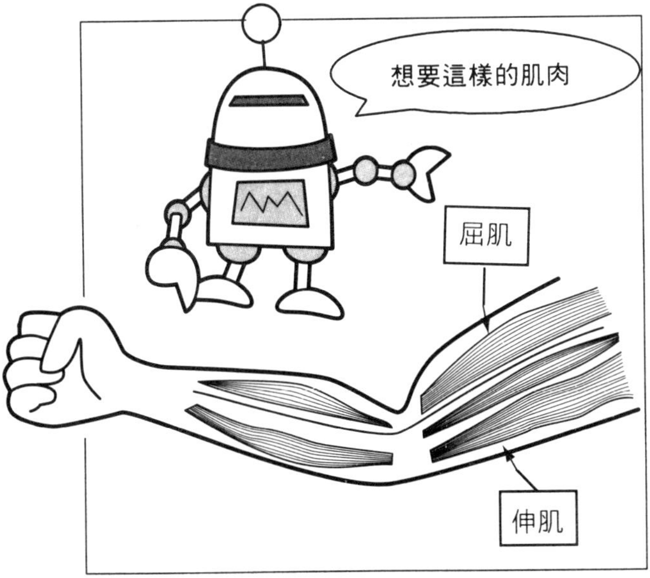

一側伸展，另一側則收縮。

如果還是不了解，那麼，請想像運動會的兩人三腳比賽。節奏不一致的兩人，無法加快速度。伸肌和屈肌也是相同的情形。

跌倒時，兩隻腳會瞬間突出，就是因為伸肌和屈肌頓時收縮，關節和骨骼無意識活動的緣故。機器人的研究者認為，人類的雙腳步行是運用最尖端的電腦科技也無法辦到的高度複雜動作。

因此，最好均衡的鍛鍊這兩兩成對的肌肉。一側的肌肉太強，而另一側的肌肉無法配合其活動，則會導致動作不靈活，甚至受傷。

以前有很多運動員經常發生大腿肌肉拉傷的現象，醫師的診斷是「偏重於股四頭肌的訓練所致」。於是教練們注意到要均衡的鍛鍊大腿的伸肌和屈肌，結果選手肌肉拉傷的情況明顯減少。

有人依靠單腳支撐身體

以下深入探討肌肉的老化問題。

從出生到成年為止，肌肉會變粗，力量也會變大。二十～三十歲是顛峰期。接

肌力從 20 歲開始逐漸衰弱

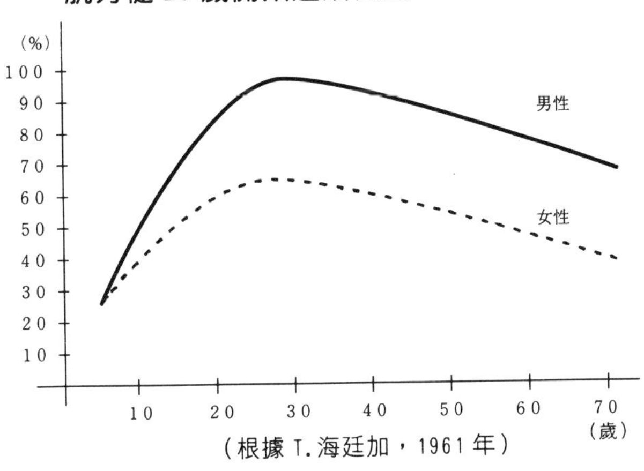

（根據 T. 海廷加，1961 年）

著，隨著年齡的增長，肌肉變細，力量逐漸衰退。

隨著年齡增長而衰退，最為明顯的是「伸肌」。

屬於伸肌的，包括背肌、腰肌、臀部肌肉（臀大肌）及大腿等較大的肌肉。

這些大型肌肉快速衰退，所以過了中年之後，容易駝背、姿勢不良、動作不靈活。再繼續惡化時，全身萎縮，影響體型。

肌肉量減少最多的是大腿前面的肌肉（股四頭肌）。每年約減少〇・四毫米。

根據之前的說明，大腿的肌肉是伸展膝或彎曲髖關節時所使用的肌肉。年老後，走路、爬樓梯及運動的機會減少，這也是加速該部位肌肉減少的原因之一。

伸直膝的肌力減退的情況，如果三十歲層的能力為一〇〇%，則七十歲層為五十～六十%、八十歲層為四十%以下。換言之，三十歲層靠雙腳支撐，七十歲層變成好像單腳支撐身體，八十歲層則是單腳以下的力量在支撐身體。稍微不慎，恐怕就無法外出。

三十歲層的人可以嘗試一下，坐在椅子上時，若能單腳站立，則到七十歲層也能安心。如果辦不到，那麼，其健康可能有問題。

人從腳開始老化

雖然其他的肌肉也會老化，但是，不像膝蓋的伸肌那麼嚴重。

與下半身相比，上半身的肌肉衰退較為緩慢。例如五十五歲時，手臂的肌肉還能維持現狀。

然而，現代人的腿部卻不堪一擊。

腿部的肌肉比手臂的肌肉粗大數倍，要維持肌力，需要相當大的運動量。

觀察我們的生活環境。屋外仰賴電聯車等移動，屋內則有升降梯或電梯等。等到邁入中老年，則可以預見後果。

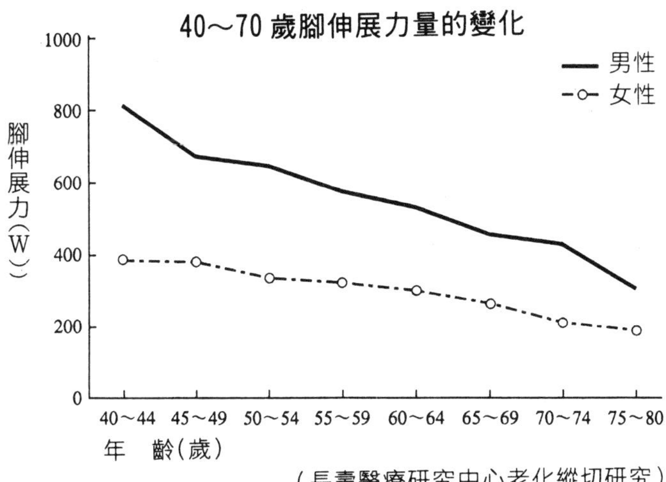

(長壽醫療研究中心老化縱切研究)

人從腳開始老化。由此可知，預防足腰肌力的減退，乃是遏止全身老化的關鍵。

尤其活動膝和髖關節時，具有重要作用的是大腿前面的肌肉（股四頭肌）。因此，必須積極強化該部位的肌肉。

八十歲以後，大部分的女性膝都不穩定。這是因為大腿前面的肌肉衰弱，對膝關節造成過重負擔所致。症狀輕微時，只要強化大腿前面的肌肉，就能夠消除膝痛。

持續運動肌肉以預防跌倒的理由

魚分為紅肉魚和白肉魚，而人的肌肉也分成「紅肌」和「白肌」。這是以實驗方式取出肌肉組織，置於顯微鏡下觀察而得知的事實。兩種肌肉具有不同的作用。

紅肌沒有爆發力，能夠忍受長時間的運動，又稱為「慢肌」。而白肌能夠發揮衝刺等爆發力，又稱為「快肌」。

請各位回想一下。參加運動會時，你擅長的是長跑還是短跑呢？由此可以證明「紅肌」與「白肌」的不均衡。不過，有些人無法區分，屬於中間型。

依身體部位不同，「紅肌」和「白肌」所佔的比例也不同。以小腿肚為例，在跳躍或起跑時所使用的外側肌肉，多為「白肌」。而要求持久力的馬拉松等運動所使用的，則是內側的肌肉，亦即「紅肌」所佔的比例較大。

為什麼要說明這些專業的知識呢？因為高齡者的運動，應該將重點放在「白肌」上。

其理由在於，隨著年齡的增長，肌肉衰退，快速而強韌的肌肉，亦即「白肌」較大。八十歲時，膝的「白肌」和「紅肌」的比例從一比一變成〇．七比一。「白肌」是在突然爬樓梯或閃躲而需要爆發力時發揮功能的肌纖維。另外，跌倒時，利用雙腳或挾著拐杖用力踩在地上所使用的肌肉，也同樣是「白肌」。

為防止高齡者發生跌倒等意外事故，就必須強化「白肌」。因此，不要進行慢跑或有氧運動等持久力的運動，而要練習能夠培養瞬間爆發力的肌力訓練。

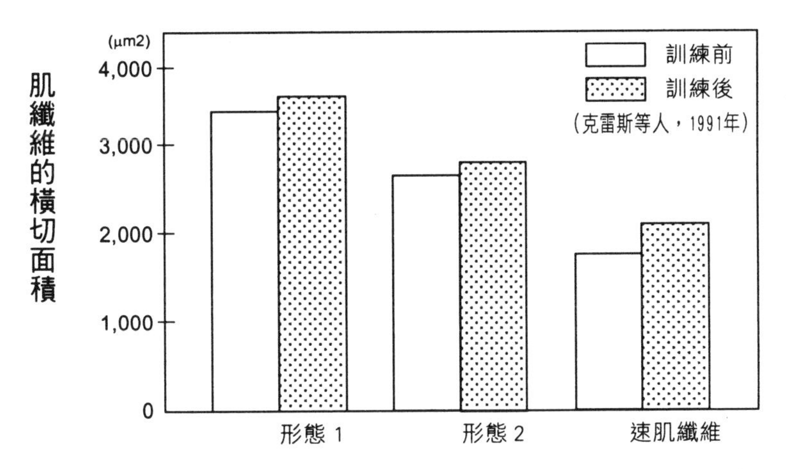

高齡者持續進行能夠提高腳伸展力的運動，結果就能使得速肌纖維增大。

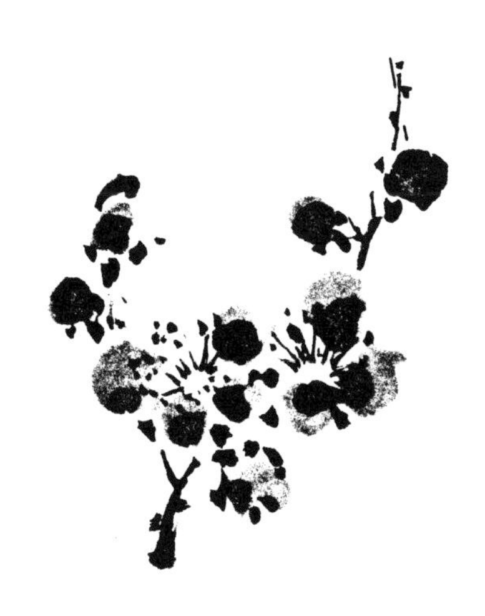

創造高齡者健康的肌力訓練

許多老人臥病在床的情況

你知道在日本超過一百歲以上的老人有多少嗎？

約一萬一千人。而美國的情況又是如何呢？

以人口比例來看，約為五萬三千人。

那麼，臥病在床的老人人數又有多少呢？

日本約一一〇萬人，美國則為其五分之一。其間的差距到底是如何形成的呢？

美國老人之家的健康房，會提供運動器材。在腰或膝有毛病時，可以鍛鍊上半身。視情況而定，搭配適合的運動項目，由教練進行指導。

而日本的老人之家並沒有這些設備。進去之初還會走路，但過了兩、三週之後就變成坐輪椅了。工作人員表示，這樣不容易跌倒，比較安全。

雖然看護作業無微不至，但是，老年人走路的機能卻從肌力減退↓無法自立↓

臥病在床↓需要看護。

從美國傳來健康運動的新潮流

最盛行高齡者健康運動的國家應該是美國。

事實上，到一九九〇年為止，美國並沒有積極推廣高齡者的肌力訓練，因為很多專家指出「肌力衰退」、「很危險」，提出了警告。

因此，為本書寫序文的東京大學的石井直方教授，曾經呼籲「不鼓勵高齡者進行肌力訓練」。

然而，美國的情況已經改變。

八〇年代的美國，有氧運動和爵士舞等有氧系列的運動掀起一陣旋風，盛極一時。許多雜誌廣為宣傳。

一九七八年時，美國運動醫學會（ＡＣＭＳ）提出的「維持、提升健康成人體力的指導」中，也介紹了慢跑或走路等有氧運動。

不過，在一九九〇年的修訂版中，加入了肌力訓練。

不只是經濟，即使是高齡化的趨勢，美國也比日本先行一步。

從一九九〇年開始，跌倒死亡的例子急增，佔高齡者死因的第一位。於是美國政府開始謀求對策。

結果發現，高齡者每週進行兩次的訓練，能夠增加一〇%的肌肉。

此外，以平均年齡九十歲的人為對象進行研究，發現為提升肌力而在一定的期間內進行訓練，則腿部肌力能夠提高到訓練前的一七四%，訓練後的步行速度也可以加快到四八%。

因為跌倒而造成骨折，相當的危險，為了保護自己，同時有元氣的度過老後生活，就一定要好好的鍛鍊肌肉。

近幾年來，日本媒體也報導許多高齡者跌倒的事故，並且開始推廣為高齡者「創造健康」的肌力訓練的運動。

這股旋風將會不斷的擴大，相信日本臥病在床的老人比例將會大為減少。

第三章《實踐篇》

使身體恢復元氣的肌力訓練課程

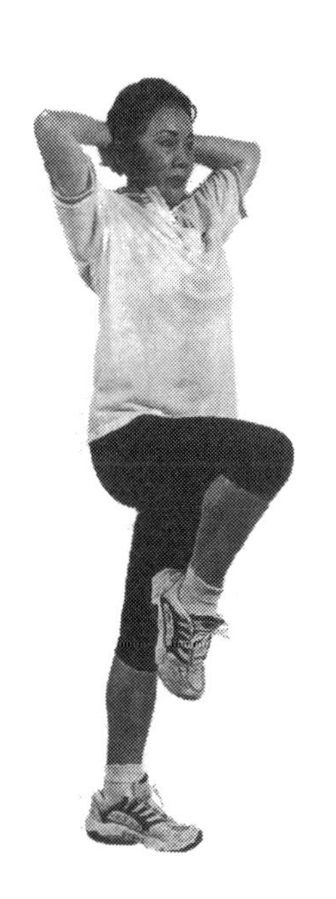

開始運動時的注意點

1、以下介紹的運動不必一次做完，從可以做到的範圍開始進行。

2、最初只做能夠輕鬆完成的次數，習慣之後慢慢增加。即使次數很少，但只要持續下去，就能產生效果。

3、試著活動手腳，感覺疼痛或不舒服的人，在不會疼痛的範圍內運動。盡量活動不痛的部位，不可勉強。

4、斟酌運動量，一旦關節和肌肉開始疼痛，表示運動過度。

5、最好每天運動，不過，只要每週進行二～三次，就能發揮效果。關鍵在於持之以恆。

6、和其他人一起運動時，避免惡性的競爭，要配合自己的步調，防止受傷。這才是能夠長久持續的祕訣。

7、初學者在培養正確的姿勢時，可以從比較輕鬆的運動開始。習慣訓練之後，慢慢的增加次數和強度。

8、定期測量體重、血壓、體脂肪率等，就能充分掌握運動效果。

運動的順序

1、躺下來進行腹式呼吸。十次～二十次。

2、藉著原地踏步或舒適體操等，充分溫熱身體。

3、選擇肩膀酸痛或調整身體運動（腰痛體操）中的幾個項目來進行。

4、以做十次提高肌力的運動為首要目標。辦不到的人，即使做二～三次也無妨。

5、運動結束後，進行伸展體操、原地踏步及腹式呼吸等，避免疲勞積存，這樣才能得到放鬆。

●腹式呼吸

所有的訓練都要從腹式呼吸開始。想要長壽，就必須從較長的氣息來進行腹式呼吸。最好能夠掌握訣竅，充分吸氣，慢慢吐氣。

作　法

①仰躺，雙腿打開如肩寬，膝直立。

②從鼻子用力吸氣，使腹部膨脹。

③吸飽空氣後，從口中吐氣，盡量慢慢的長時間吐氣，好像從肚子裡擠出空氣似的吐氣。
吸入的空氣全部吐出後算一次。反覆做這個動作十次至二十次。

重　點

◎雙手輕輕的抵住腹部，就可以了解空氣脹滿腹部的樣子。

◎腹式呼吸的關鍵在於「吐氣」。多花點時間慢慢的吐氣，就能夠自然的「吸氣」。

◎長時間吸氣、吐氣，才是正確的做法。

●腹式呼吸

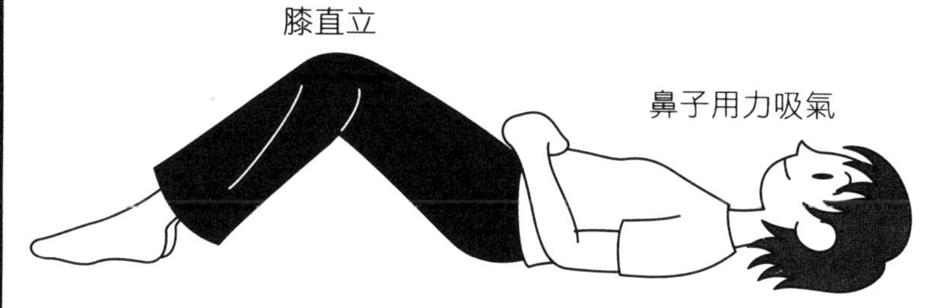

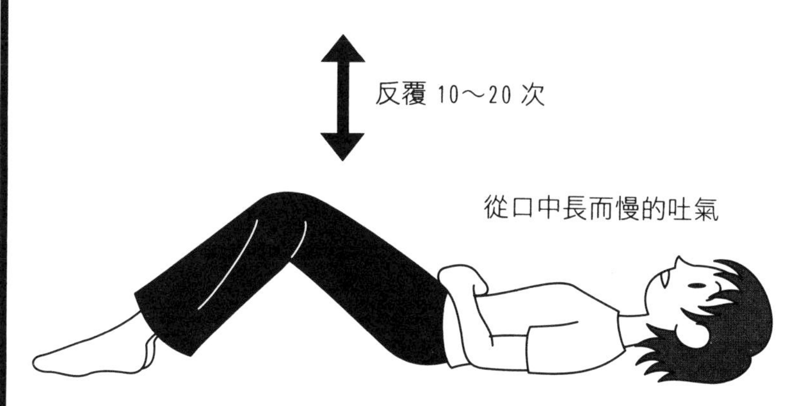

腹式呼吸的特徵

- 放鬆身心
- 使得體內交感神經的功能切換為副交感神經的功能

交感神經的作用	呼吸和心跳次數加快，血壓上升
副交感神經的作用	呼吸和心跳次數緩慢，血壓下降

●原地踏步

大幅度活動大腿和手臂肌肉，就能夠促進全身血液循環，溫暖身體。

作　法

①放鬆肩膀的力量，筆直站立。

②挺直背肌，數「1、2、3、4」，同時原地踏步。

③數到30之後，將大腿抬到與地面平行的高度。

④踏步時，手臂朝前方大幅度的擺盪，持續進行到身體溫暖為止。

⑤身體溫暖之後，降低踏步的高度，縮小手擺盪的幅度，慢慢的停止動作。結束後深呼吸。

重　點

◎放鬆身體做運動，會發現其實很困難，光是抬腿就不簡單。體力不佳的人，可以中途休息。

◎可以照鏡子或請旁邊的人確認左右側的手腳是否充分活動。

◎體力變好之後可以增加次數，或是加大動作，有節奏的進行。

◎踏步時，避免往前行進。

◎腳站不穩或腰和膝疼痛的人，可以扶著桌邊進行，或是只做腿部運動。

●原地踏步

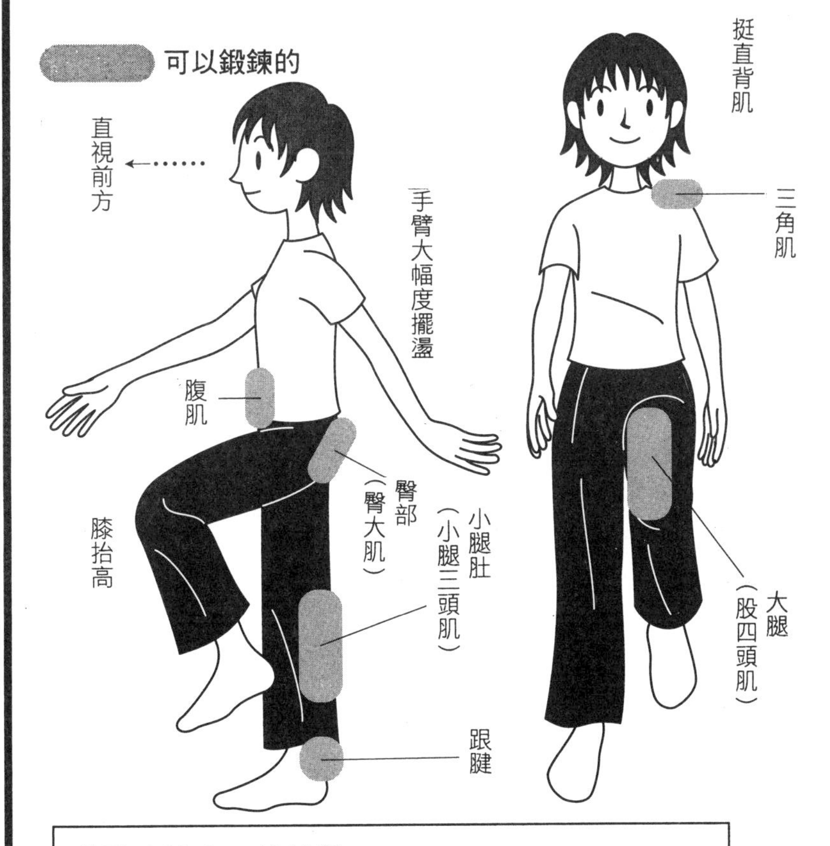

「原地踏步」的特徵

1. 足是第二心臟。使用體內最大的大腿的肌肉（股四頭肌），能夠刺激血液循環，改善高血壓或動脈硬化等循環系統的疾病。

2. 抬腿，手臂大幅度擺盪，就會變成臀部（臀大肌）、腹部（腹直肌）及肩膀（三角肌）等的肌力運動。走路足以成為肌肉或關節的運動。

3. 使全身關節順暢活動。

●跳　躍

跳躍不僅可以使下半身恢復彈性，同時能夠強化全身。生活在無重力太空船裡的太空人，回到地球上時，很難站立或走路。由此可知，反抗重力而移動體重的運動非常重要。尤其縱向運動，能夠刺激肌肉和骨骼，增加骨的密度。更年期後的女性，骨密度容易降低，更應該積極進行跳躍或深蹲等的縱向運動。

此外，膝或腰感覺疼痛或不舒服的人，則要遵從醫師的指示進行。

作　法

①放鬆站立，稍微屈膝，用力跳躍。這時，連手指都要充分伸直。

②著地時，為避免對膝造成負擔，膝需要稍微彎曲，緩和跳躍。

次數／5～10次

重　點

◎無法連續跳躍的人，可以間隔一段時間之後再進行跳躍。

◎肩膀疼痛而無法上抬的人，跳躍時可以不用舉手。

●跳躍

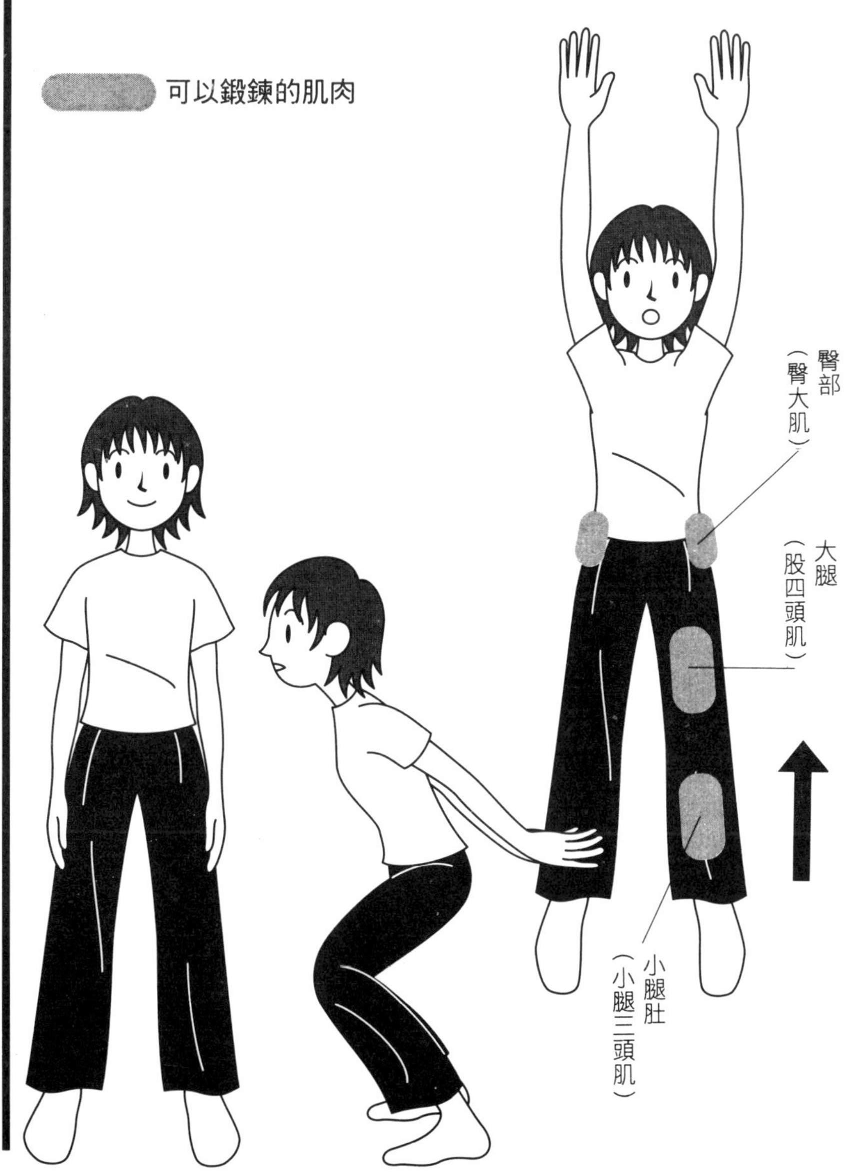

●單腳站立（平衡姿勢）

雙腳站立的人類，可以保持不會倒下的穩定姿勢，全都拜平衡力之賜。當姿勢傾斜時，感受到眼睛和耳朵傳來訊息的腦，會對肌肉送出保持穩定姿勢的指令。

然而，隨著年齡的增長，這種平衡力會逐漸衰退。不妨試著閉眼單腳站立。年輕時，可以輕鬆辦到，年老後，則缺乏來自眼睛的訊息，身體會搖晃而站立不穩。由此可知，平衡力已經衰退。

一般而言，太空人或芭蕾舞者的平衡力都非常好。但他們並非天生就是如此，而是藉著不斷的訓練和運動磨練出來的。

也就是說，我們的平衡力可以經由訓練而獲得改善。

以下介紹的運動，包括各種難度。可以選擇適合自己的運動納入肌力訓練的項目中。其中腳趾緊抓地面的訓練，可以鍛鍊出不易跌倒的足腰。

重　點

◎為避免失去平衡而跌倒受傷，周圍不要放置任何危險的物品或家具。

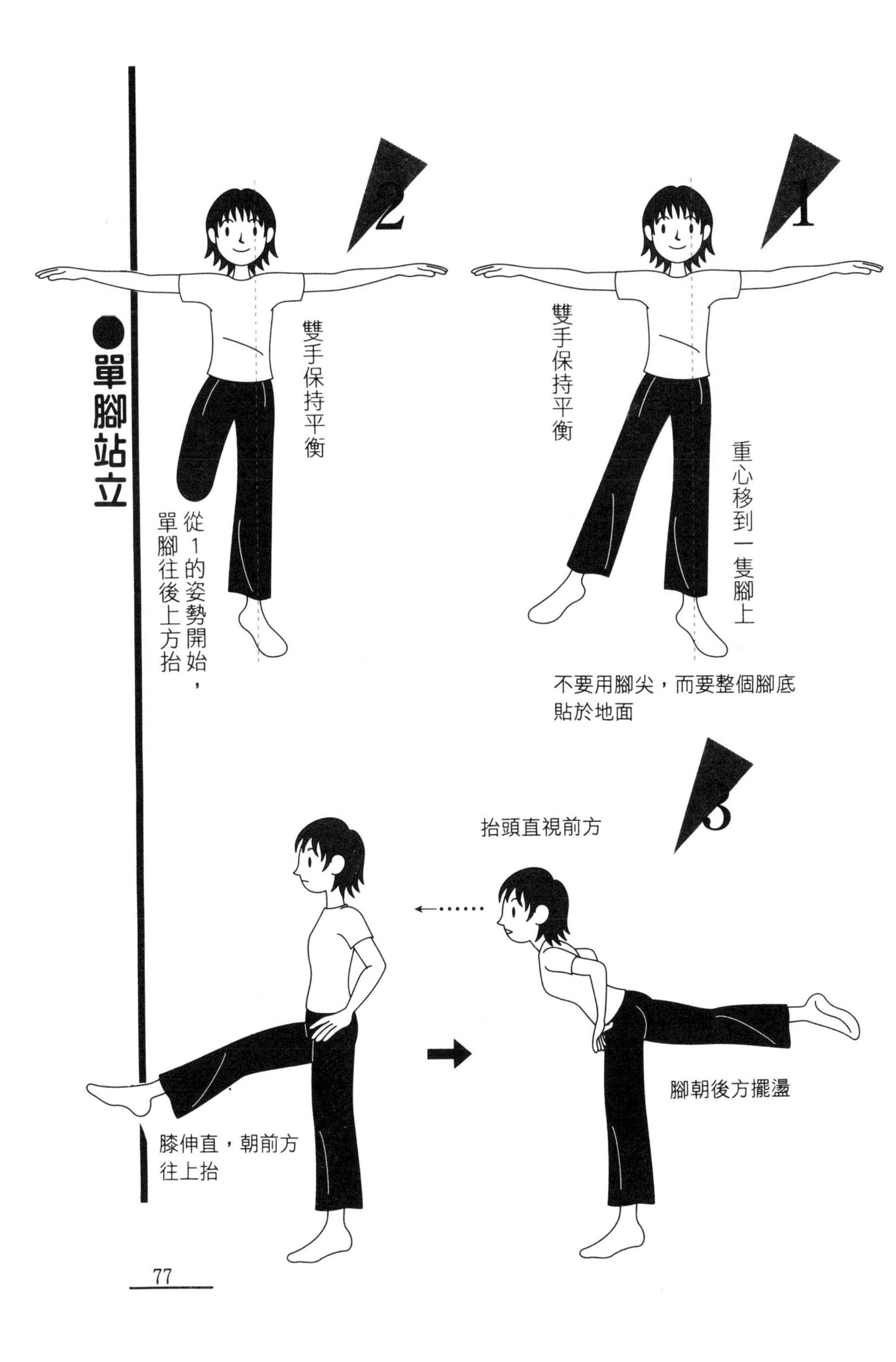
●單腳站立
1
重心移到一隻腳上
雙手保持平衡
不要用腳尖，而要整個腳底貼於地面
2
雙手保持平衡
從1的姿勢開始，單腳往後上方抬
3
抬頭直視前方
膝伸直，朝前方往上抬
腳朝後方擺盪

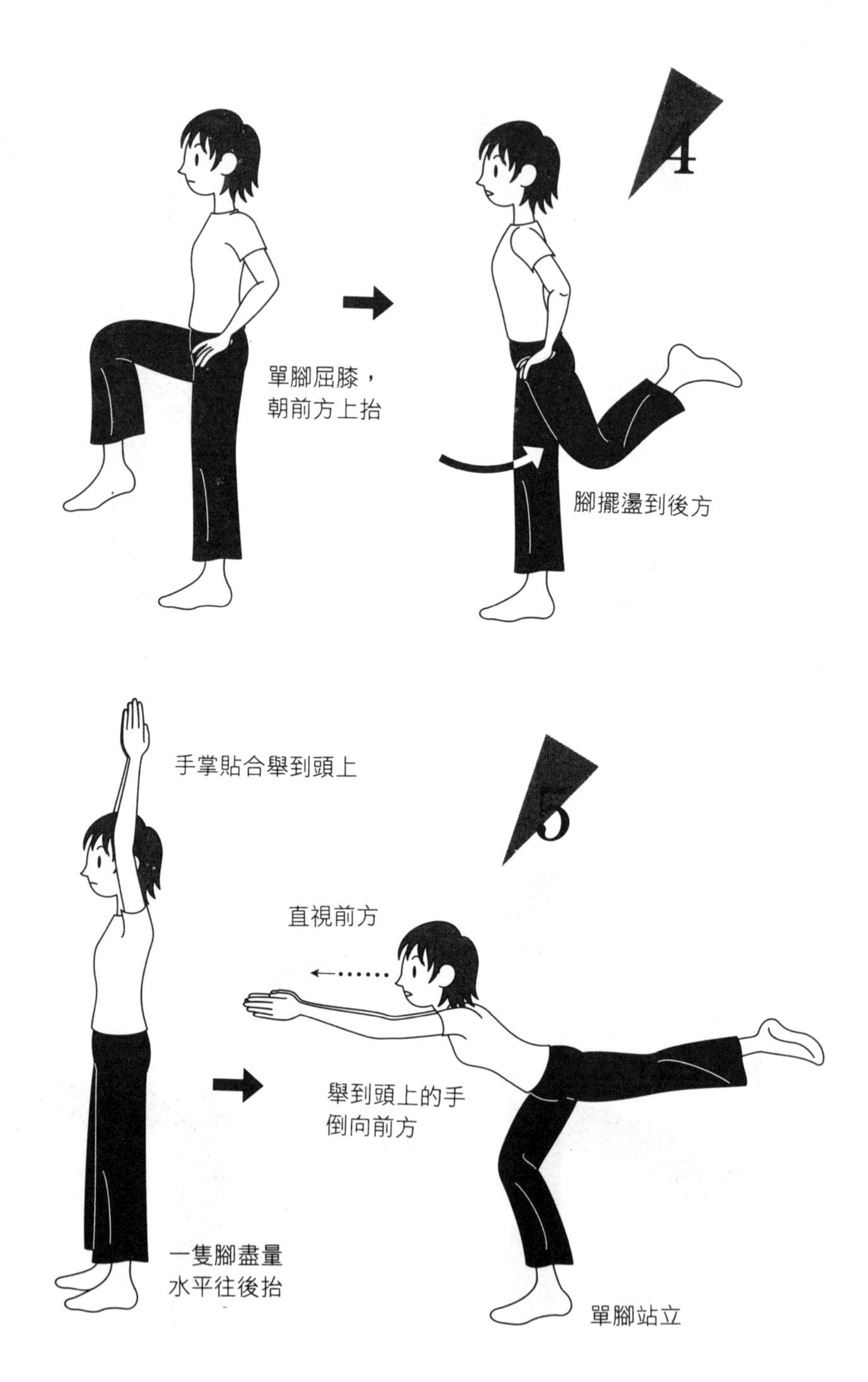
4
單腳屈膝，
朝前方上抬
腳擺盪到後方
5
手掌貼合舉到頭上
直視前方
舉到頭上的手
倒向前方
一隻腳盡量
水平往後抬
單腳站立

訓練時的注意事項

●呼吸

有些高齡者血壓偏高，必須特別注意。訓練時，停止呼吸用力，血壓會急速上升，絕對要避免。進行伸展體操時，也要注意。

●控制重量

提到肌力訓練，一般人都會誤以為是抬重物的訓練。很多人在放下重物時，會突然的放鬆力量，讓物品落下，但這是錯誤的做法。應該按照彎曲手肘的例子，和捲起手臂時同樣的放下手臂（伸直肌肉）。甚至要花比捲起手臂時多兩倍的時間慢慢的放下。

●意識

如果頭腦一片空白的進行訓練，則根本不知道正在鍛鍊哪個部位的肌肉。然而是否意識到鍛鍊哪個部位的肌肉，對於訓練效果會有很大的影響。對初學者而言，要將意識集中在鍛鍊的部位可能比較困難。如果有指導者在一旁，可以請他觸摸發揮作用的肌肉，學習意識肌肉的方法。

●攝取水分

與年輕人相比，高齡者身體的水分比較少，容易出現脫水症狀。感覺口渴時，就表示已經開始出現脫水症狀。在此之前，就必須要立刻補充水分。尤其是夏天的訓練，更是要隨身攜帶水壺，經常補充水分。

●抬腳跟（小腿屈舉）

小腿肚是走路時非常重要的肌肉。一旦該部位的肌肉衰弱，絆到時就容易跌倒。小腿肚緊實，則腿看起來就會很纖細。

小腿肚的運動，和內臟功能有密切的關係。可以治療便祕，使排尿順暢，出現一些令人意想不到的效果。

作　法

①伸直膝，站立。雙腿打開如肩寬。

②保持原姿勢，抬高腳跟。

③停止一秒之後，慢慢的放下。

次數／20～30次

重　點

◎做不到的人，手可以扶著牆壁或椅背進行。

◎雖然疲累時容易屈膝使用反彈力，但還是要保持伸直的狀態。

◎腳趾踩著厚數公分的書或在木板上進行，效果更佳。

◎因為這個動作很簡單，所以容易訓練過度。中途感覺小腿肚疼痛，就表示運動過量，要減少次數。

●抬腳跟

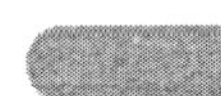
可以鍛鍊的肌肉

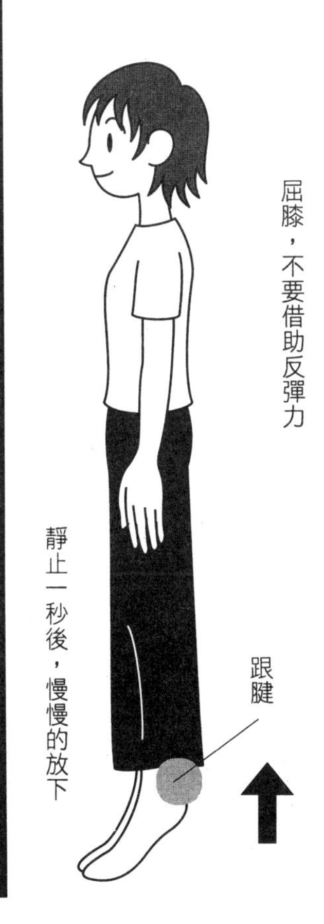

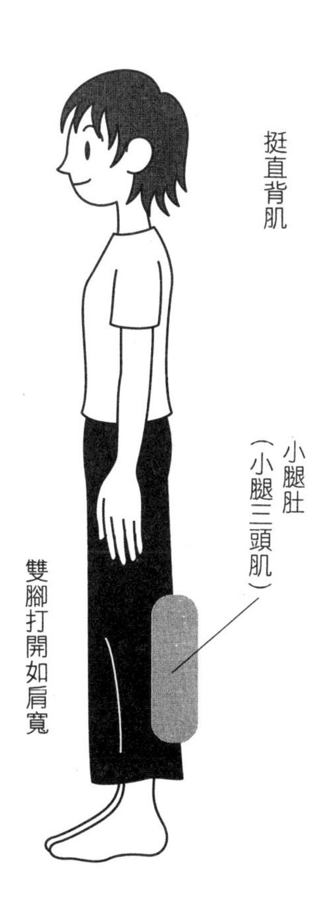

●抬腳跟＋「猜拳」體操

抬腳跟＋「猜拳」體操的運動，能夠鍛鍊肩膀和小腿肚。

作　法

①雙腿打開如肩寬，手在肩前握拳。

②手伸向前方，手指張開如猜拳的「布」。眼睛看著手掌，手腕盡量用力張開。

③伸出手做出「布」的同時腳跟上抬。

④手收到肩前，再回到「拳頭」的姿勢，放下腳跟。數「1」、「2」，有節奏的做這個運動。

次數／10～15次

重　點

◎抬起腳跟時，好像瞬間停止似的進行，則效果更佳。

◎雖然疲累時，會不自覺的利用反彈力使腳跟上抬，但還是要避免。最好利用小腿肚的肌肉讓腳尖抬起。

◎張開的手，連手指都要充分伸直。

●抬腳跟＋「猜拳」體

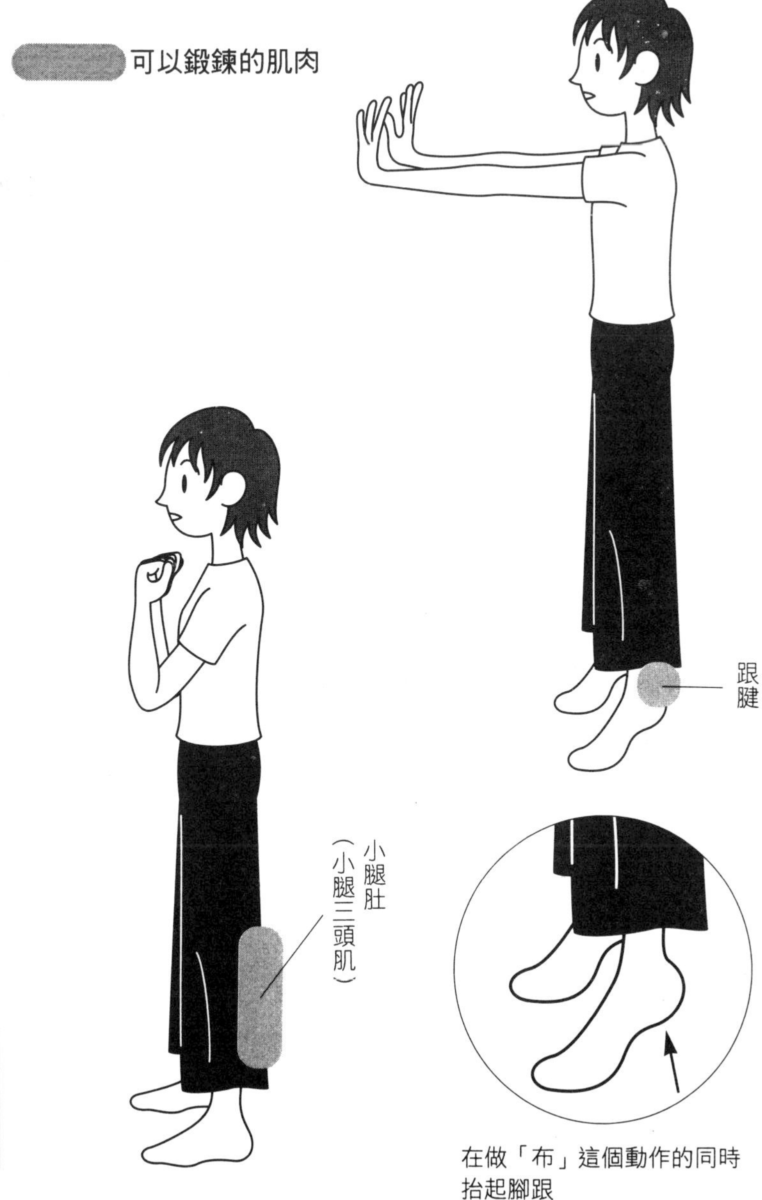

在做「布」這個動作的同時
抬起腳跟

●抬腳尖（舉踵）

作　法

①坐在椅子上。

②腳伸向前方，以腳跟為軸，抬起腳尖。

③慢慢的放下腳尖，腳底貼於地面。

次數／20～30次

重　點

◎抬起時，腳尖彷彿接近足脛似的。

◎抬起時，脛骨外側部分應該會感覺用力，可以用手觸摸加以確認。

●抬腳跟（小腿屈舉）

這是和抬腳尖相反的運動。不習慣做「抬腳跟」的人，可以坐在椅子上，進行抬腳尖和抬腳跟這兩種運動。

作　法

①以腳尖為軸，將腳跟抬起。

②慢慢的放下腳跟，腳底貼於地面。

次數／20～30次

●抬腳尖

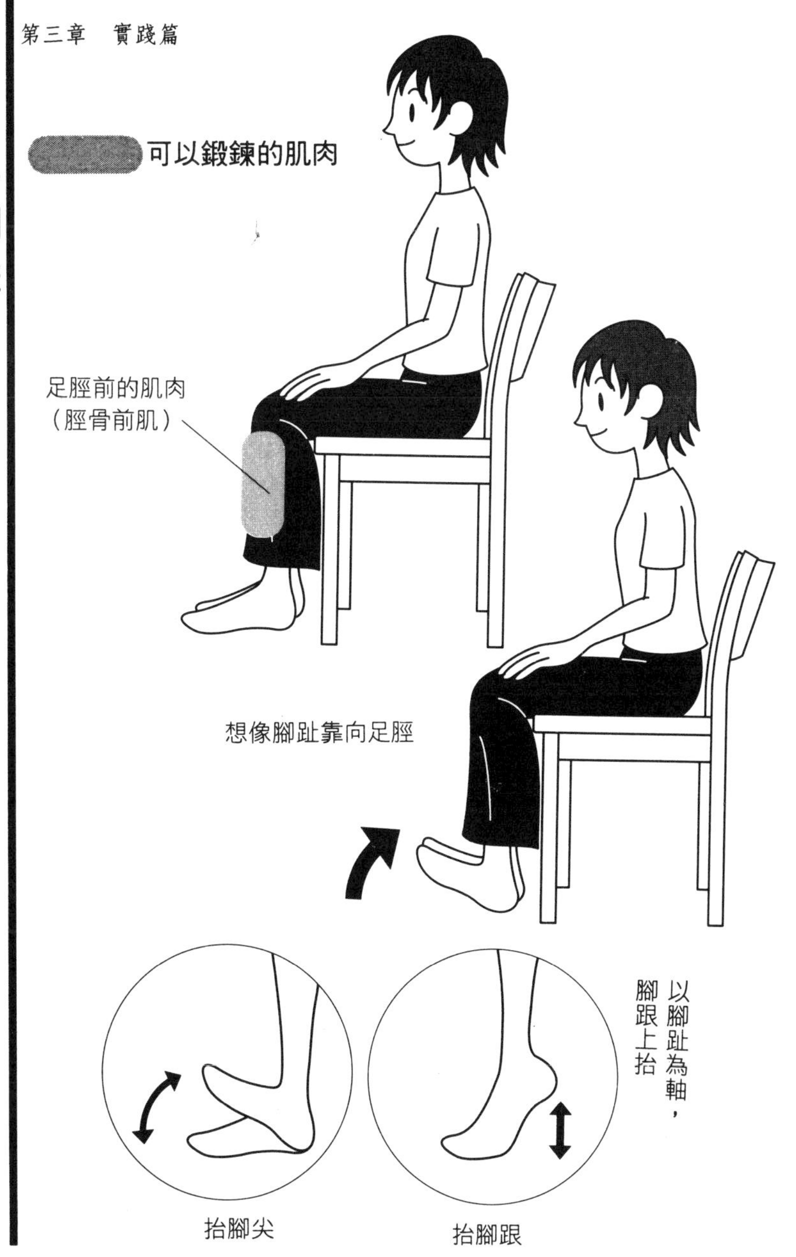

●上下台子（踏台運動）

藉著上下台子能夠鍛鍊下半身。台子的高度以三十公分為目標，視個人體力進行調節。為防止腳踝扭傷，所以要使用非常穩固的台子。利用階梯進行，可能會跌倒，最好是利用最低的一格階梯。

作　法

①配合個人體力，準備30～45公分高的台子（三鄉市「銀髮族元氣補習班」使用的是35公分的台子）。

②單腳上下台子。

次數／10～30次。

重　點

◎確實進行上下動作。

◎站立不穩的人，可以單手扶著椅背進行。注意避免用手抬起身體。

◎不會感覺膝不舒服或疼痛，而能夠順利進行的人，邊聽音樂邊有節奏的進行，則更能夠快樂的創造體力。

◎不要和別人競爭，要配合自己的步調來進行。

◎最好選擇穩定、雙腿踏上後仍然有多餘空間的寬廣台子。

●上下台子

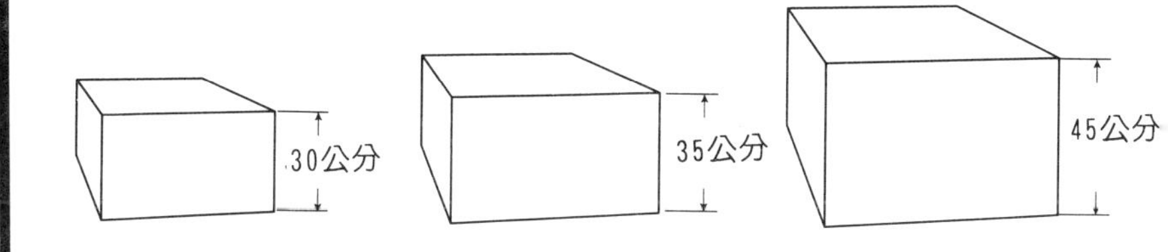

銀髮族元氣補習班使用的是35公分的台子

可以鍛鍊的肌肉

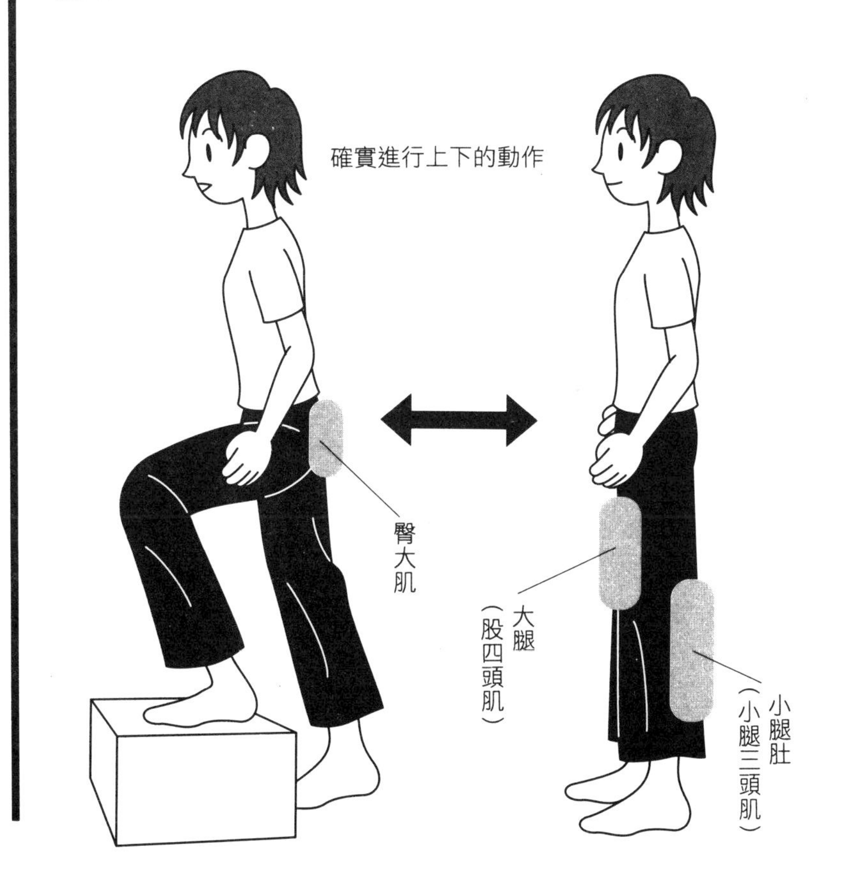

●深　蹲

深蹲說成「蹲下站立」，那就應該不難了解。這是任何人都可以做到的運動，而且效果驚人。

深蹲是最能夠強化足腰的運動。運動選手的訓練，一定包括這個項目。另外，也可以將其納入一般人的健康體操中。

必須培養正確的姿勢。一旦姿勢錯誤，則不只無效，還可能損傷膝等，要特別注意。

依序為各位解說其動作。

作　法

①雙腿打開如肩寬，腳尖稍微朝向外側，挺直背肌站立。手臂於頭後方交疊。無法抬起手臂的人，則於胸前交疊或插腰。

②吸氣的同時慢慢蹲下，視線置於前方，挺直背肌。

③蹲到大腿與地面平行之後，暫時停止。

④吐氣，慢慢的站立，回到原先的姿勢。

次數／5～30次

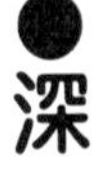

深蹲

可以鍛鍊的肌肉

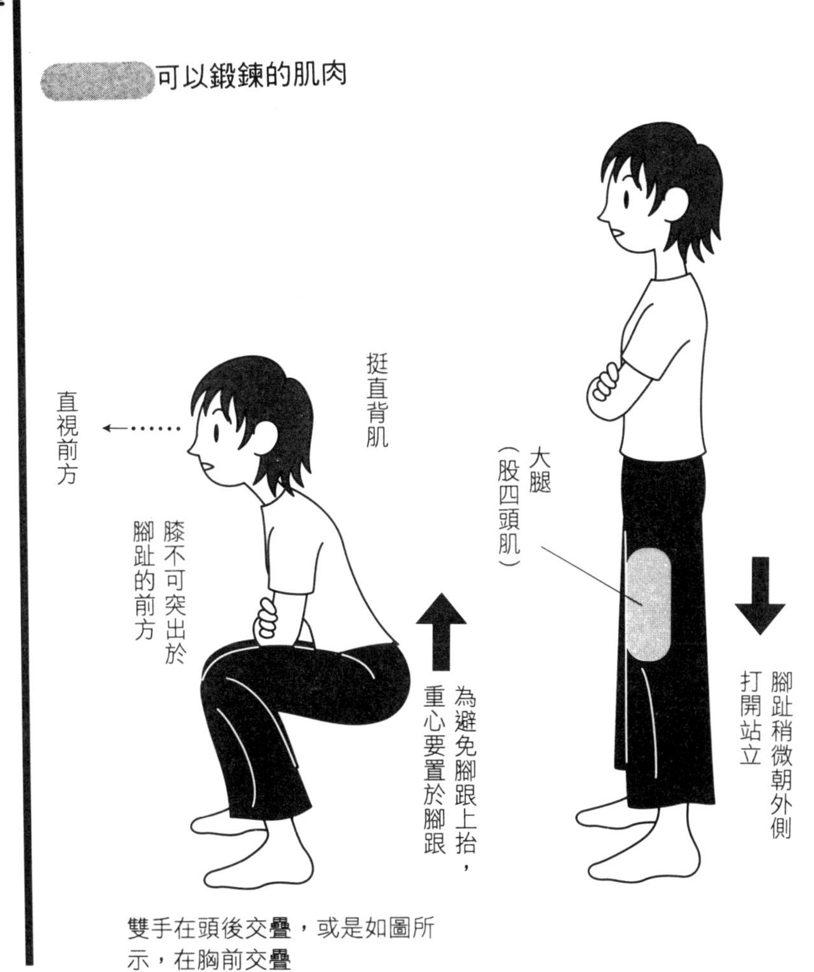

雙手在頭後交疊，或是如圖所示，在胸前交疊

基本的深蹲姿勢

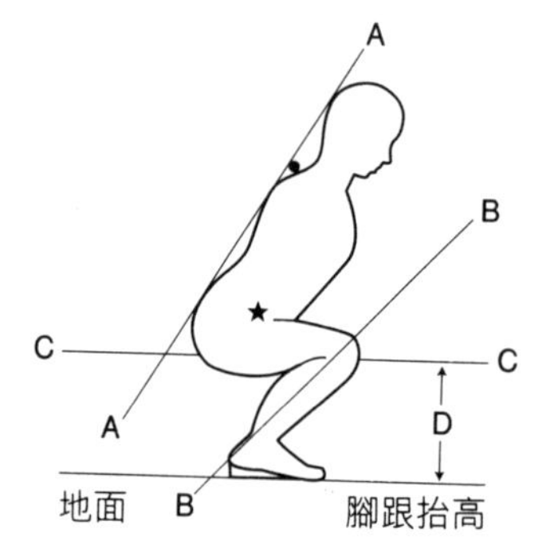

A：背肌的前傾角度　　D：小腿的高度
B：小腿的前傾角度　　•軸的位置
C：大腿的水平位置　　★臀部的接頭

鈴木正之著『強力騰空的一切』

重　點

◎做這個動作時，一定要挺直背肌，想像腰收到後方。
◎蹲下時，不可以抬起腳跟。一旦重心置於腳尖時，腳跟就容易抬起。故重心一定要置於腳跟上。
◎蹲下時，膝避免突出於腳尖前方。
◎用力蹲下後，站立時，可能會對膝和腰造成負擔。
◎避免利用反彈力站起來，否則容易損傷膝。
◎感覺膝不舒服，可能是姿勢錯誤。
◎覺得困難的人，可以利用椅子輔助。
◎膝或腰疼痛的人不要勉強，彎曲到不會感覺疼痛的程度即可。

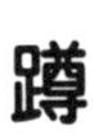

深蹲

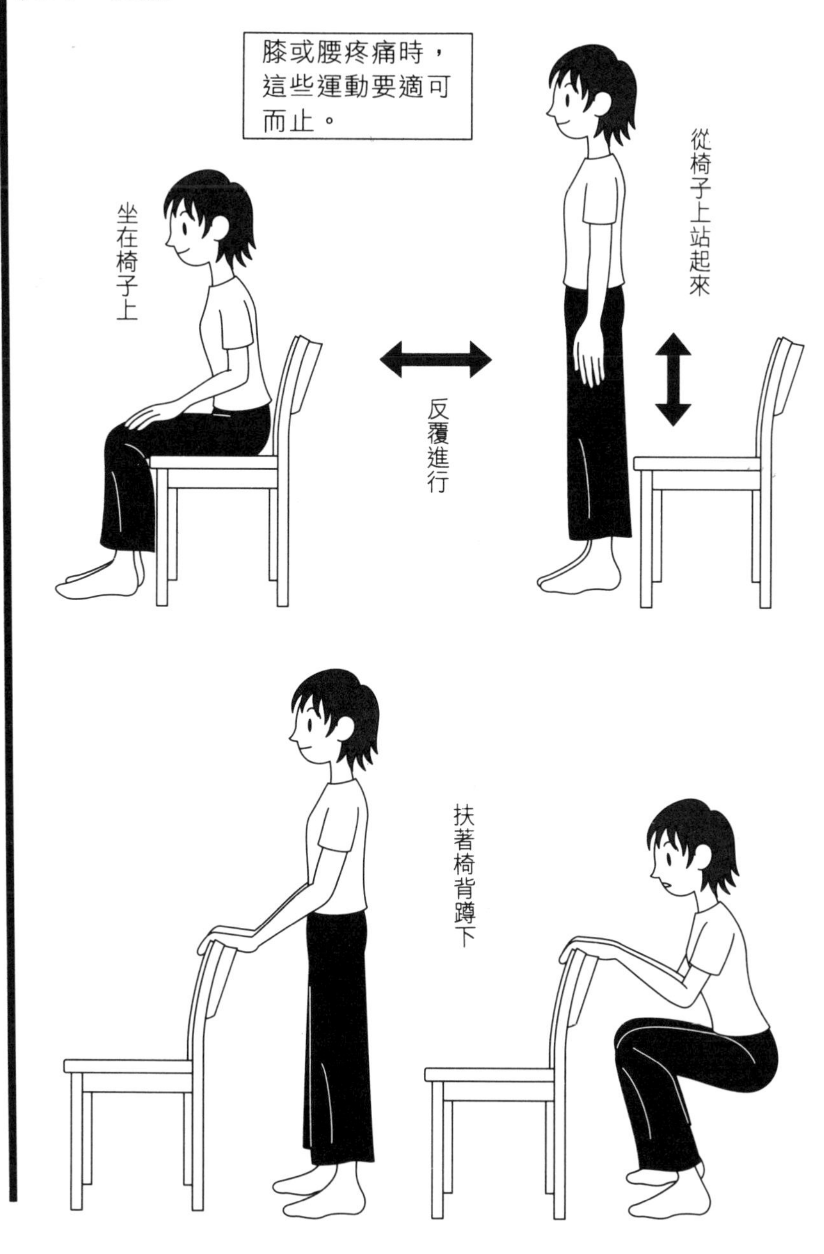

●單腳踏出（前弓箭步）

除了深蹲之外，訓練足腰最好的方法，就是做單腳踏出運動。若是覺得對足腰負擔過大，或足、腰疼痛等，就必須立刻停止。

作　法

①雙腳併攏，雙手於頭後方交疊（也可以保持手插腰的姿勢）。
②單腳朝前方大步跨出。
③另一隻腳則膝如碰地一般的屈膝（腰陡然落下似的）。
④重心放在後面的一隻腳上，踏出腳踢地，恢復原先的姿勢。
⑤再踏出另一隻腳，反覆進行相同的動作。
次數／左右交互進行算1次，做3～10次

重　點

◎朝前方跨出時挺直背肌，上半身保持挺直，不可往前彎曲。膝疼痛的人，不要勉強進行。
◎向前跨出的同時，慢慢的屈膝。力道過大，容易損傷膝，必須特別注意。
◎直視前方。

●單腳踏出

可以鍛鍊的肌肉

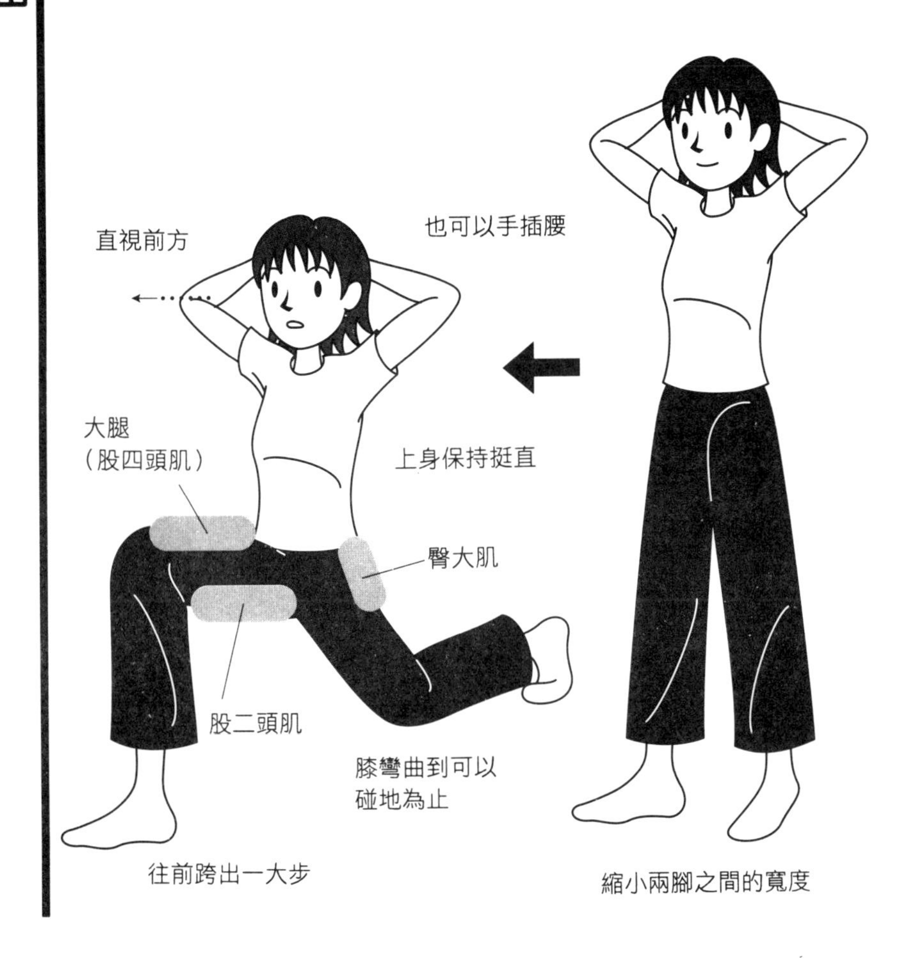

手臂運動

●伏地挺身

做伏地挺身時，重心置於手臂上，這會對高齡者造成過大的負擔。可以藉著膝跪地，減輕手臂的負擔。

作　法

①手和膝貼於地面。手打開較肩稍寬。
②以膝為軸，吸氣，彎曲手臂，讓胸部盡量貼於地面。
③吐氣時伸直手臂。
次數／10～30次

重　點

◎重心盡量放在手臂上。
◎運動時抬頭，直視前方。
改變手臂的幅度，就會產生不同的效果。
手打開比肩稍寬→更能強化胸部的肌肉。
手打開比肩稍窄→更能強化手臂的肌肉。

●伏地挺身

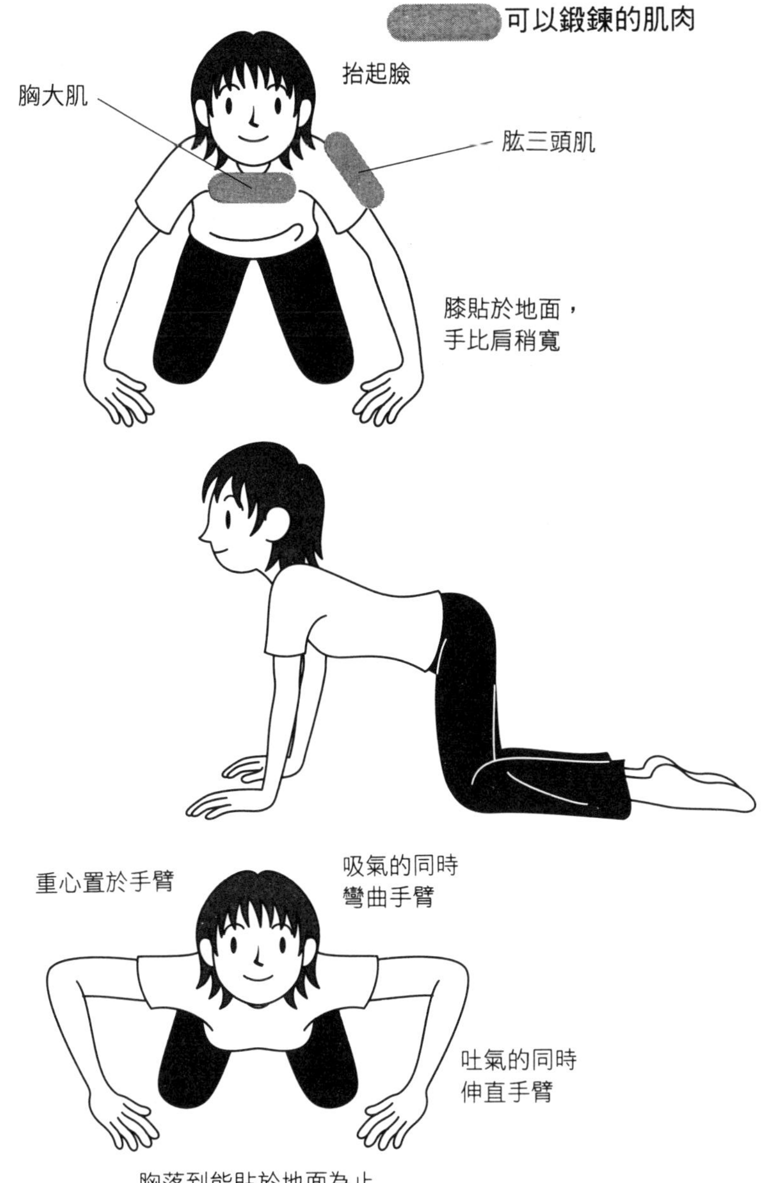
可以鍛鍊的肌肉
抬起臉
胸大肌
肱三頭肌
膝貼於地面，
手比肩稍寬
重心置於手臂
吸氣的同時
彎曲手臂
吐氣的同時
伸直手臂
胸落到能貼於地面為止

●斜向伏地挺身

進行前述「伏地挺身」有困難的人，可以利用椅子來輔助。為避免椅子移動或倒下，最好選擇重而堅固的椅子。

(作　法)

①手打開如肩寬或稍窄，扶著椅面。
②彎曲手臂，胸部盡量靠近椅子。
③回到原先的姿勢。
次數／10～20次

(重　點)

◎使用穩固的椅子。
◎重心盡量放在手臂上。
◎運動時抬頭，直視前方。
◎以膝為軸，吸氣的同時彎曲手臂，讓胸部貼近椅子。

運動時，也可以利用台子或牆壁做輔助。雙手距離台子或手臂稍遠些。重心放在手臂上，反覆屈伸手肘即可。

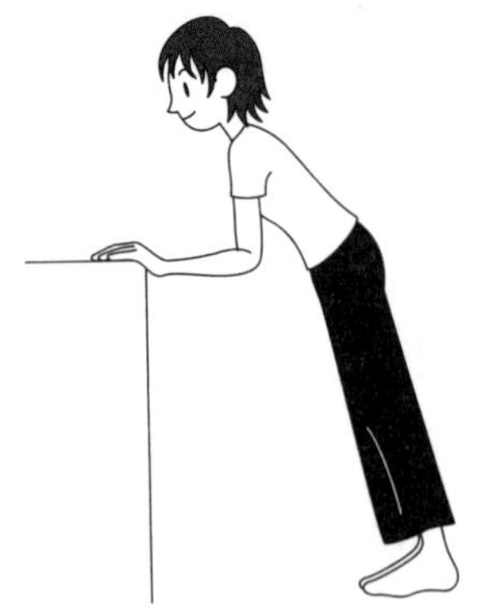

使用台子或桌子

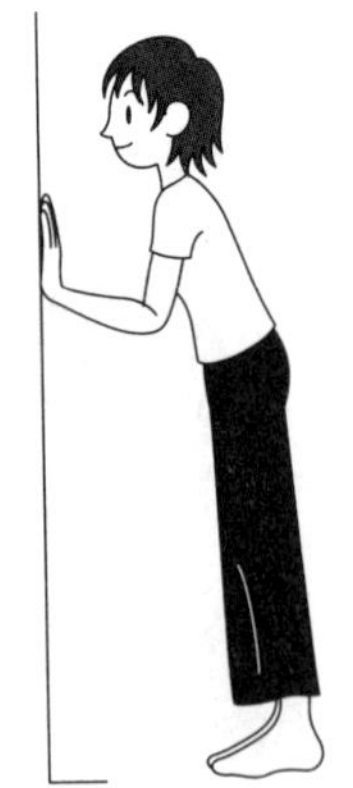

使用壁面

●斜向伏地挺身

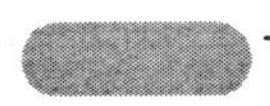
可以鍛鍊的肌肉

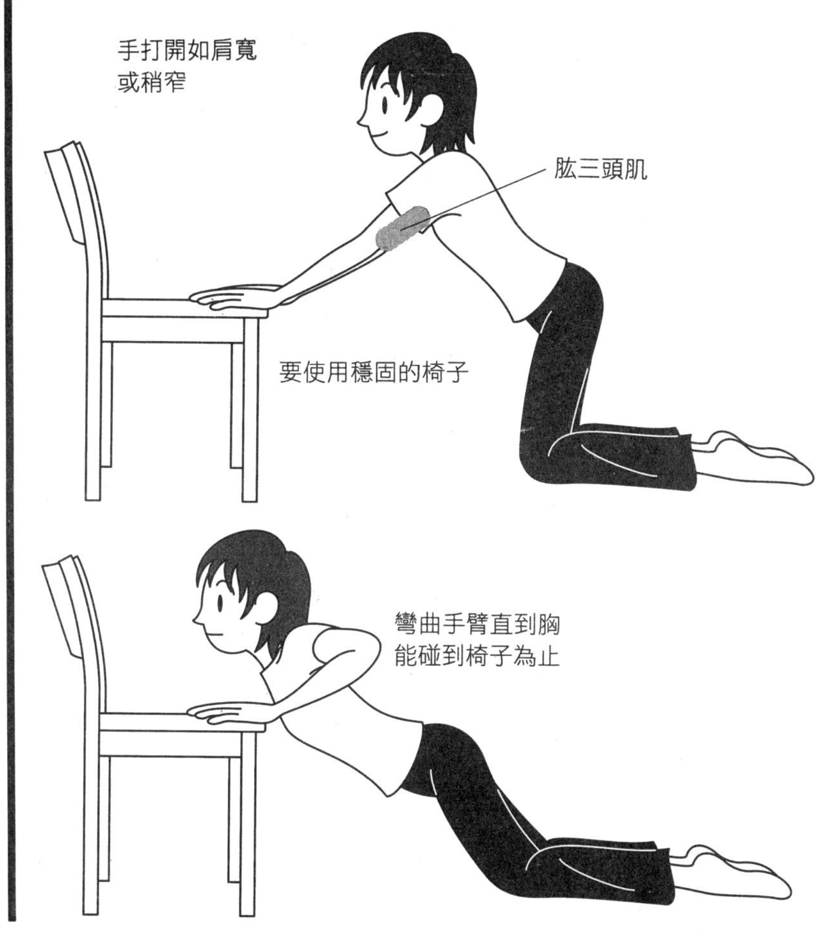

●背部伏地挺身（逆向伏地挺身）

作 法

①手打開如肩寬或稍窄，手指朝腳的方向。

②慢慢的彎曲手肘，臀部筆直落下。

③手肘彎曲到極限後，慢慢的推起上身，回到原先的姿勢。

次數／5～20次

重 點

◎選擇穩固的台子或椅子，也可以利用公園的長椅等。

◎突然彎曲手肘，容易損傷肩關節，必須特別注意。

◎這是建議中級以上的人進行的運動。肩膀和手肘感覺疼痛或不舒服的人，不要做這項運動。

●背部伏地挺身

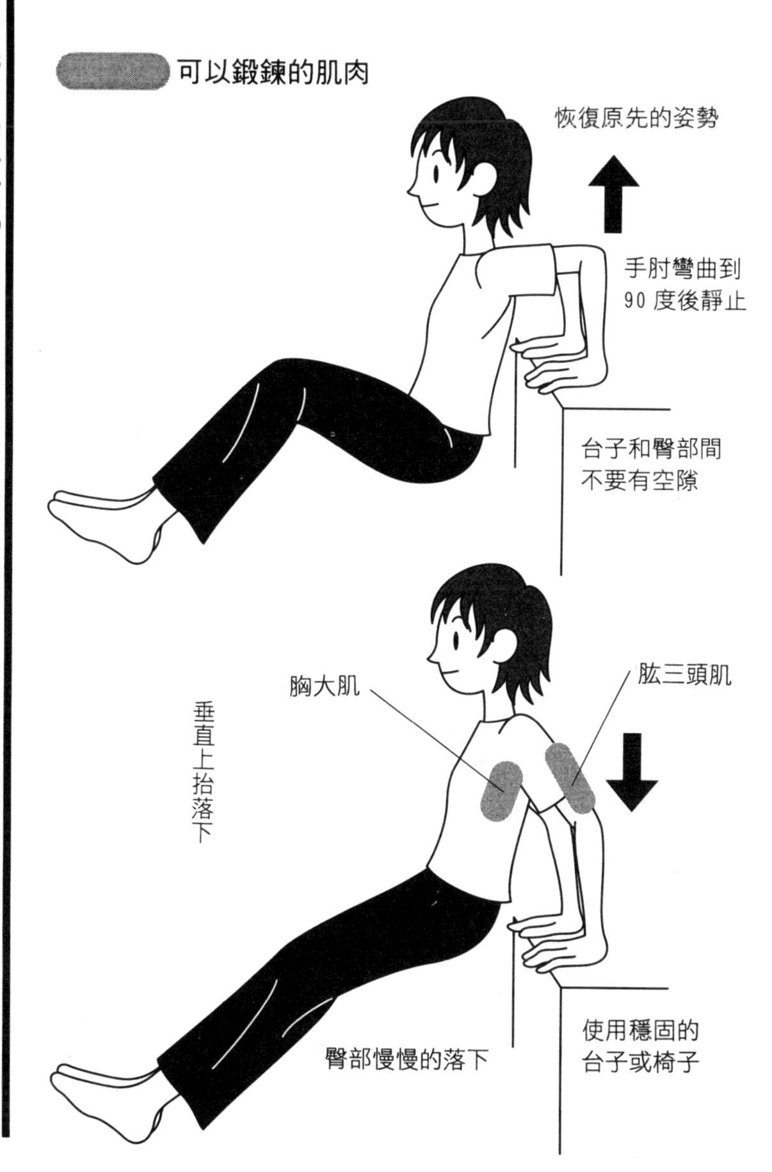
可以鍛鍊的肌肉
恢復原先的姿勢
手肘彎曲到
90 度後靜止
台子和臀部間
不要有空隙
胸大肌
肱三頭肌
垂直上抬落下
臀部慢慢的落下
使用穩固的
台子或椅子

●彎曲手肘（彎舉）

能夠形成肌肉突起的肱二頭肌，是彎曲手肘時所使用的肌肉。此外，在拉東西時，會和背闊肌一起發揮作用。

作　法

①雙腳打開如肩寬站立。
②手肘固定在身體的側面，手掌握拳朝向正面。
③手肘不動，手臂朝肩膀的方向，慢慢的往上捲起。
④彷彿畫大圓似的慢慢的回到原先的姿勢。
次數／20～30次

重　點

◎意識集中在肌肉突起上。
◎為避免手肘前後移動，手肘必須固定在身體的側面。
◎捲起的手臂回到原先的姿勢時，不可放鬆力量而突然落下，必須慢慢的放回原位。
◎不要借助反彈力，每次都要慢慢的進行。

●彎曲手肘

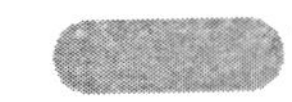
可以鍛鍊的肌肉

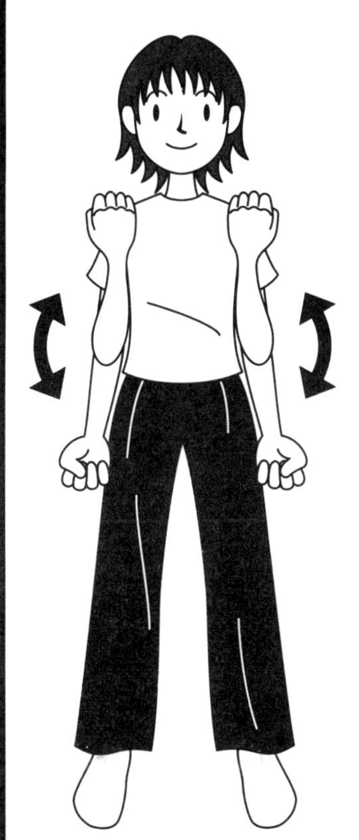

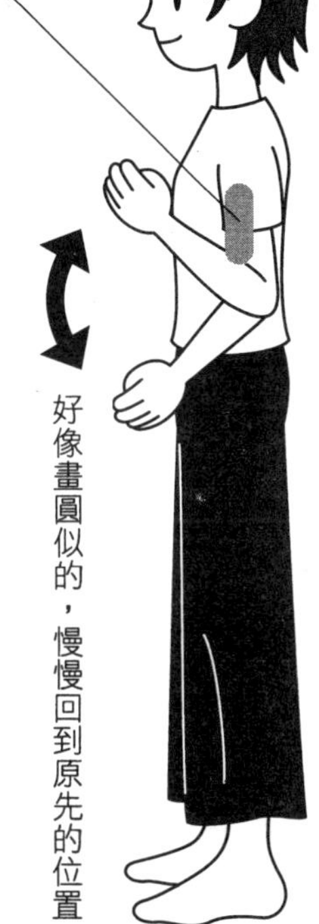

●推手掌（推掌）

作　法

①雙手在胸前或腹前合掌。
②手掌互相用力推。
一次約10～15秒，左右各10次

重　點

◎手置於距離胸前10公分處，輕鬆的進行。
◎在互推的同時不要停止呼吸。

●拉手臂（拉臂）

作　法

①雙手的手指於胸前互相拉住。
②朝左右用力拉。
③雙手的位置顛倒，以相同的方式互相拉扯。
一次約10～15秒，左右各10次

重　點

◎在互拉的同時也不要停止呼吸。

可以鍛鍊的肌肉

●推手掌

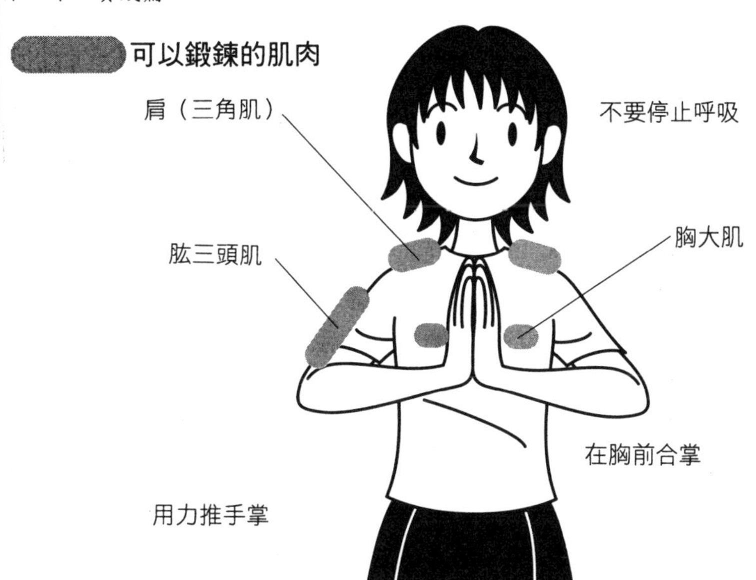

●拉手臂

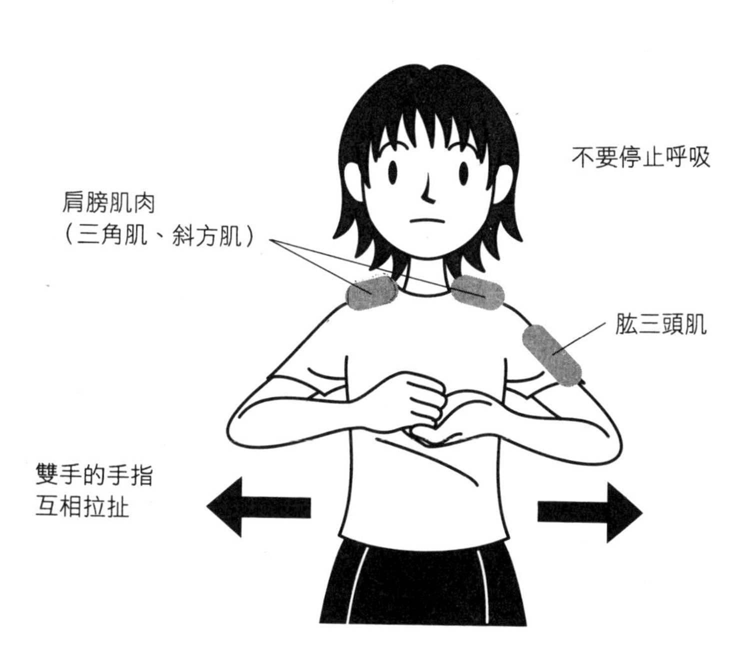

●仰臥起坐（軀幹屈舉）

腹肌與背肌是支持身體正中央軀幹的肌肉。能夠保持正確姿勢，同時與腰痛有密切的關係。無論男女，中年之後，腹部突出、脂肪附著等，都是腹肌衰退所致。

作　法

①膝彎曲呈九十度，仰躺在地上。雙手在頭後交疊或手掌摀住耳朵。手臂無法上抬的人，可以置於大腿上。

②吐氣的同時拱起背部，抬起上身。上身微抬，視線落在自己的肚臍上。

③吐完氣後，吸氣的同時，身體慢慢的回到原先的位置。

次數／10～20次

重　點

◎抬起上身時，拱起背部。如果不拱起背部，在挺直的狀態下抬起上身，則可能會損傷腰部。

◎在腿伸直的狀態下進行腹肌運動，也可能會損傷腰部，必須注意。

◎有時手可以抵住腹肌，確認肌肉是否收縮。

●仰臥起坐

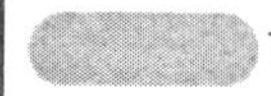可以鍛鍊的肌肉

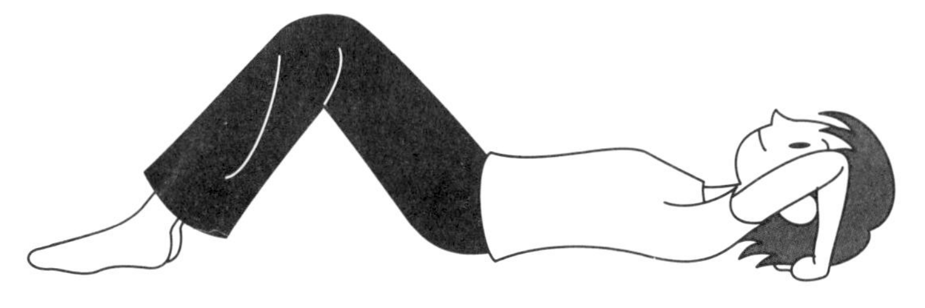

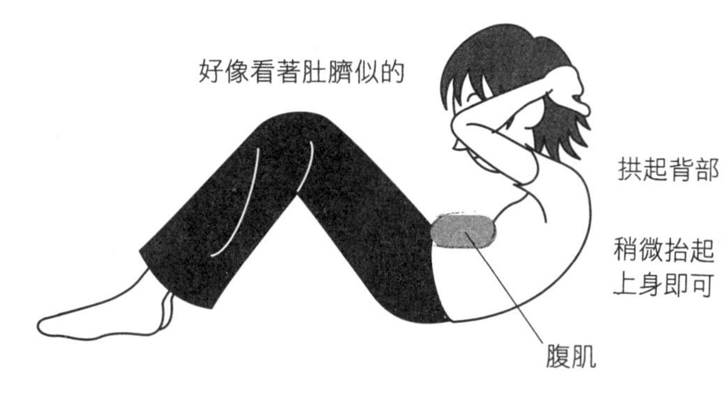

●抬腿（舉腿）

作　法

①仰躺，膝彎曲呈90度，手則貼於地面。
②雙腿朝胸的方向拉近。
③拉近的雙腿朝正上方抬起伸直。
④彎曲腿，回到②的位置。
⑤腿彎曲呈90度，慢慢的回到①的姿勢。
次數／10～15次（①～⑤當成一次）

重　點

◎腿抬起放下時，力量不可太猛。
◎避免借助手或腿的力量，巧妙的利用腹肌的力量讓雙腿抬起放下。

●抬腿

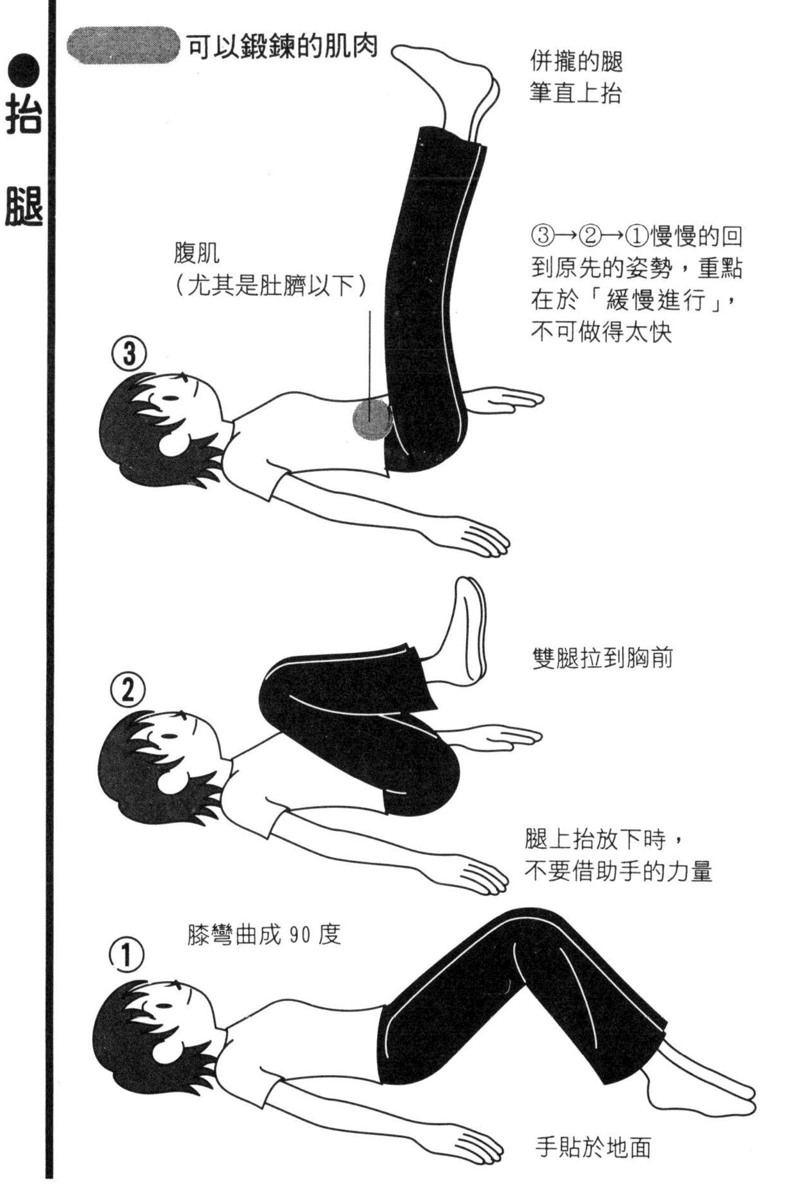
可以鍛鍊的肌肉
併攏的腿
筆直上抬
③→②→①慢慢的回
到原先的姿勢，重點
在於「緩慢進行」，
不可做得太快
腹肌
（尤其是肚臍以下）
③
雙腿拉到胸前
②
腿上抬放下時，
不要借助手的力量
膝彎曲成 90 度
①
手貼於地面

●上體後屈（俯臥體後屈）

背肌是指上背部的大型肌肉，和腹肌同樣的支撐上身。在拉東西時，也會用到這個部位的肌肉。

作　法

①手腳伸直，趴在地上。除了前方之外，手也可以置於側面或後方。

②意識集中在背部，吐氣時，雙手雙腿要離地抬高。這時，抬頭看前方。

③保持這個姿勢10秒後，再放下手腳。

次數／10秒×1～10次

重　點

◎手臂和腿上抬時，不要停止呼吸。一邊數數，一邊運動。

◎做法並不難，但要避免突然上挺後屈，否則容易損傷腰部。做這個動作時，必須先做準備運動。

◎背肌較弱而運動困難或腰部有問題的人，左右腿交互抬起放下即可。趴在地上，右手和左腳、左手和右腳一起交互抬起放下（參照次頁下圖）。

●上體後屈

可以鍛鍊的肌肉

手可以置於側面或頭後方

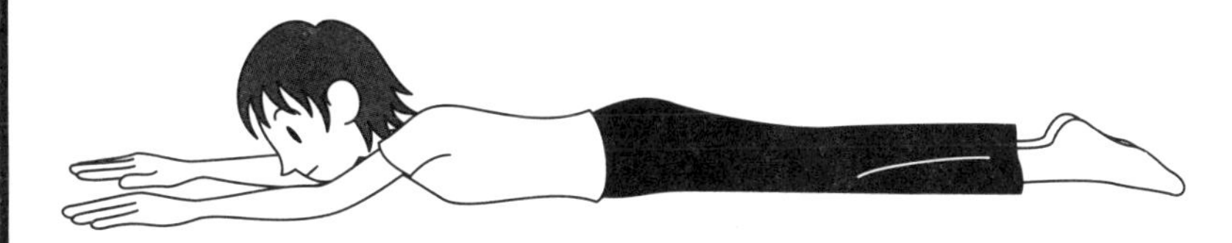

上身後仰，
抬起手、頭、腿

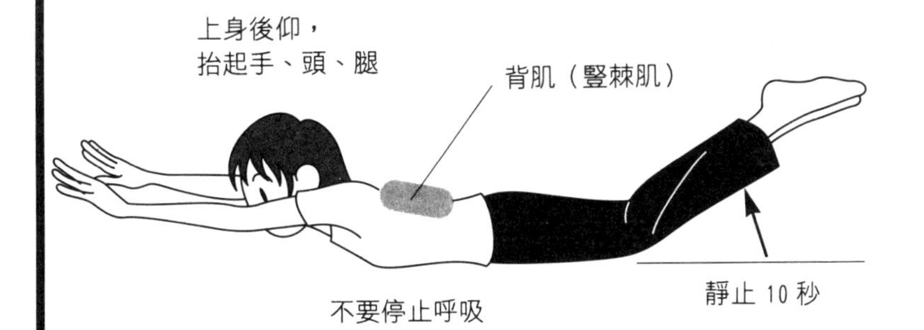

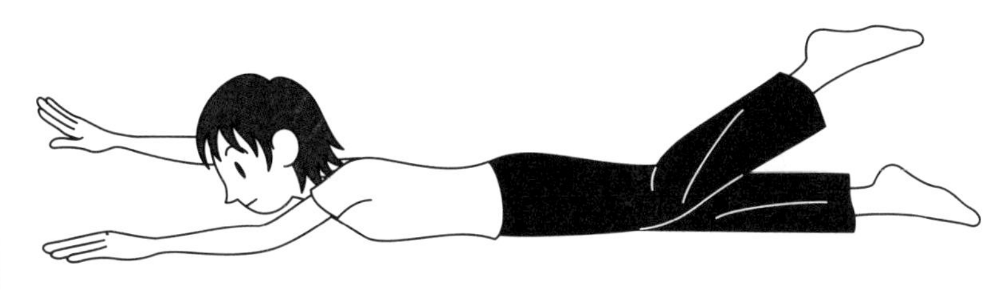

右手和左腿一起交互抬起、放下，
左手和右腿也一起交互抬起、放下

放鬆舒適體操

反覆進行相同的訓練課程容易厭倦。不妨嘗試將特殊的體操納入課程中。詳細的動作很難解說，只要掌握重點，當成適合自己的運動即可。盡量緩慢進行。

●左右運動(1)

想像在大海中飄盪的海帶芽。上半身和下半身朝左右搖晃，身體反覆上下移動。看似輕鬆，實際上卻很困難。藉此運動能夠培養膝的柔軟性和強韌度。

作　法

①手在頭上貼合。

②放鬆手肘的力量，身體朝左右搖晃。屈膝，身體慢慢的往下沉。

③膝彎曲到極限後，身體朝左右搖晃，再慢慢的回到原先的高度。

重　點

◎手畫Ｓ般的移動。

◎左右手肘好像摩擦側腹似的活動。

◎放鬆肩、手肘的力量，充分活動關節。

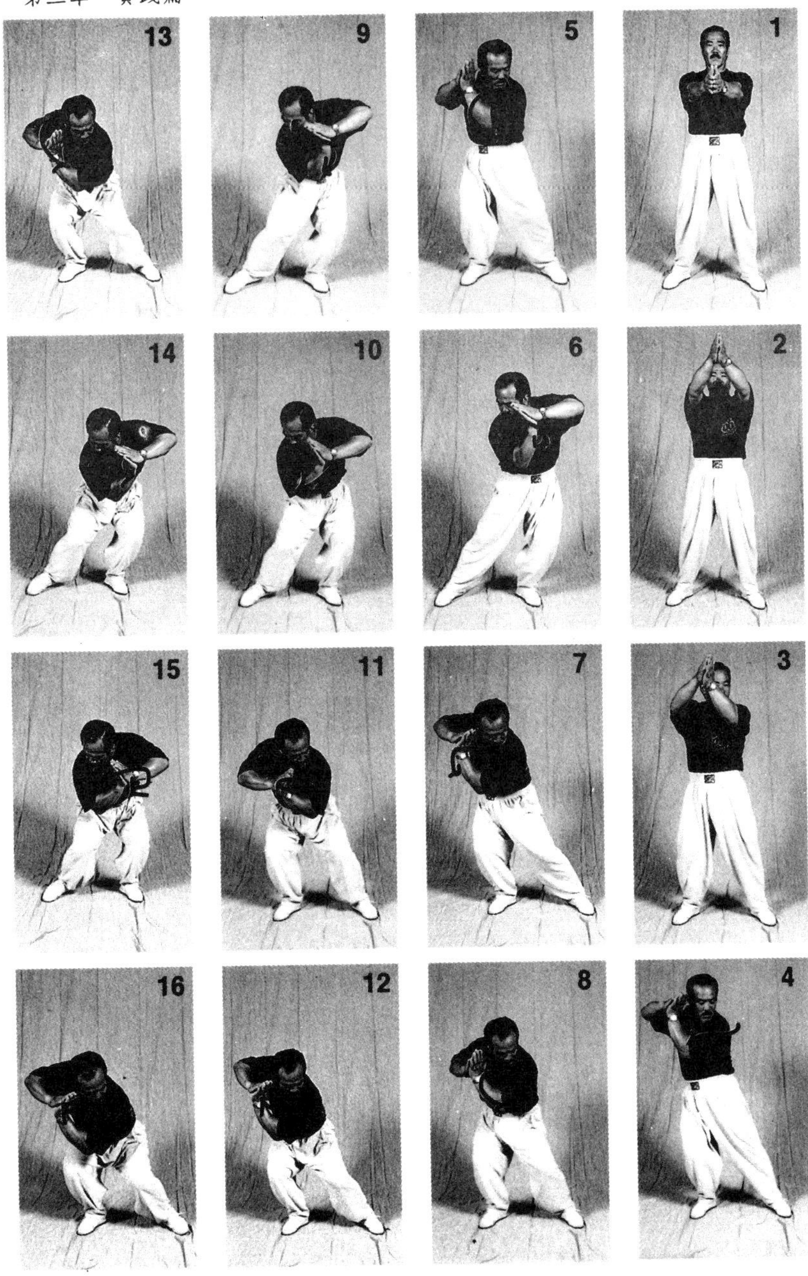
13
9
5
1
14
10
6
2
15
11
7
3
16
12
8
4

●左右運動(1)

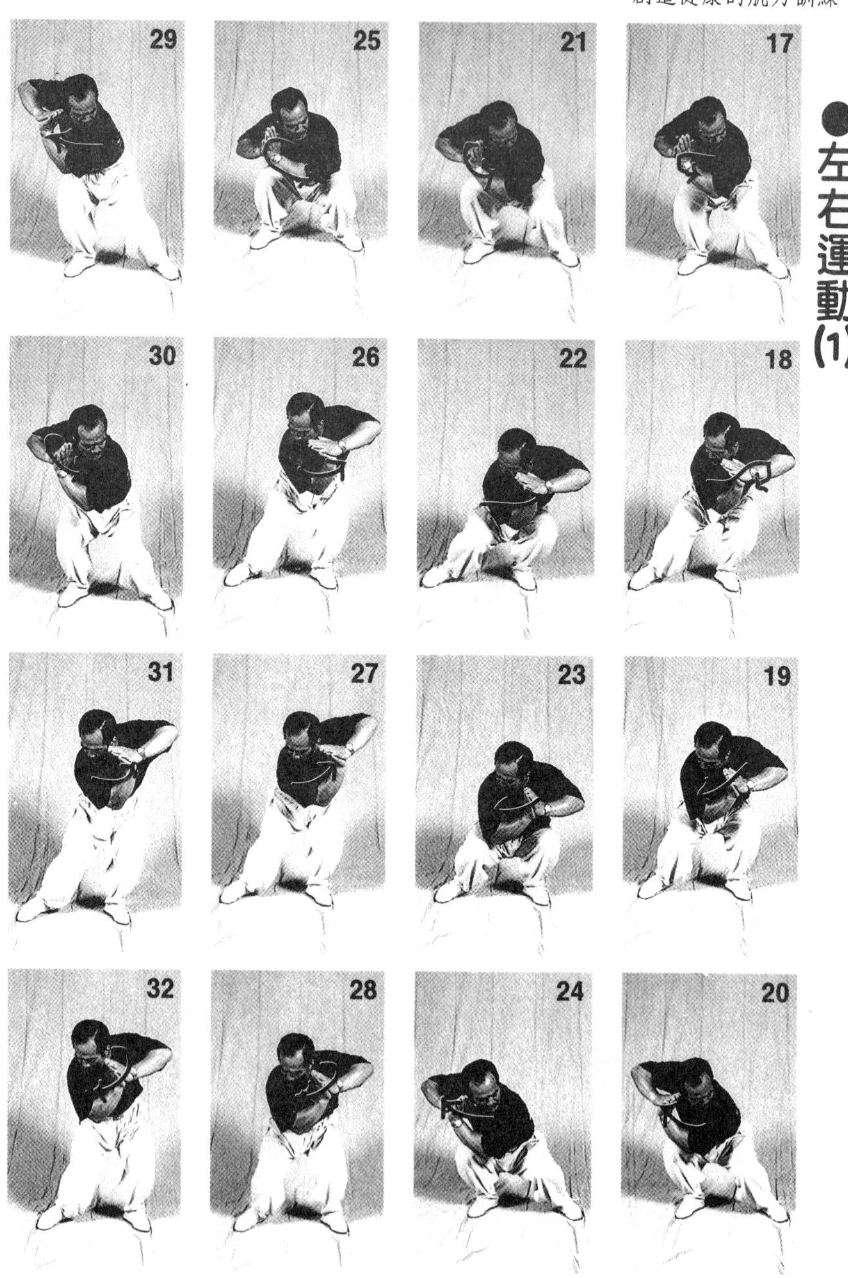

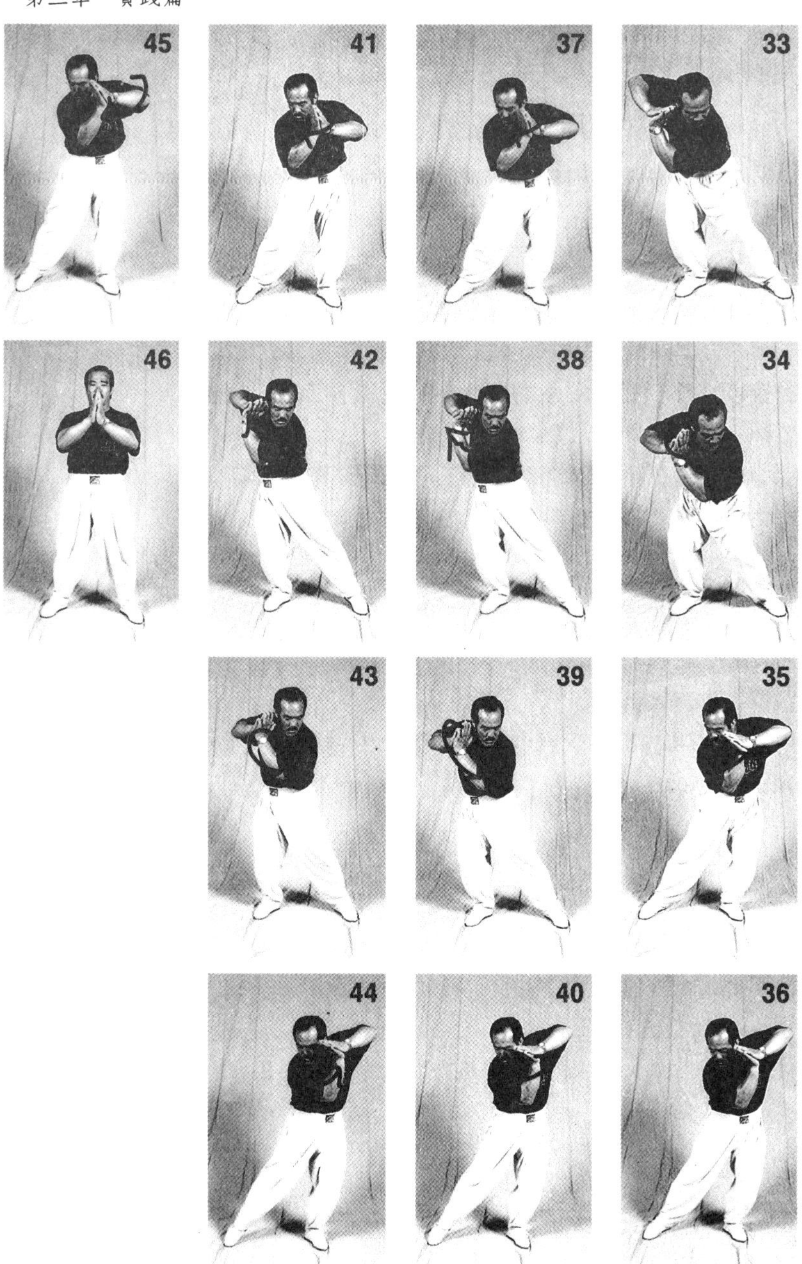
45
41
37
33
46
42
38
34
43
39
35
44
40
36

●左右運動(2)

為前述「海帶芽」運動的應用篇。整體動作與前述相同，但是，手的姿勢不同。手和手不貼合，而朝左右大幅度的擺盪。運動難度更高。

作　法

①手置於側面。

②放鬆手肘的力量，身體朝左右搖晃。屈膝，身體慢慢的下沉。

③膝彎曲到極限後，身體朝左右搖晃，再慢慢的回到原先的高度。

重　點

◎左右手肘好像摩擦側腹似的活動。

◎放鬆肩、手肘的力量，充分活動關節。

※二種運動都能放鬆心情，請快樂的做這些動作吧！

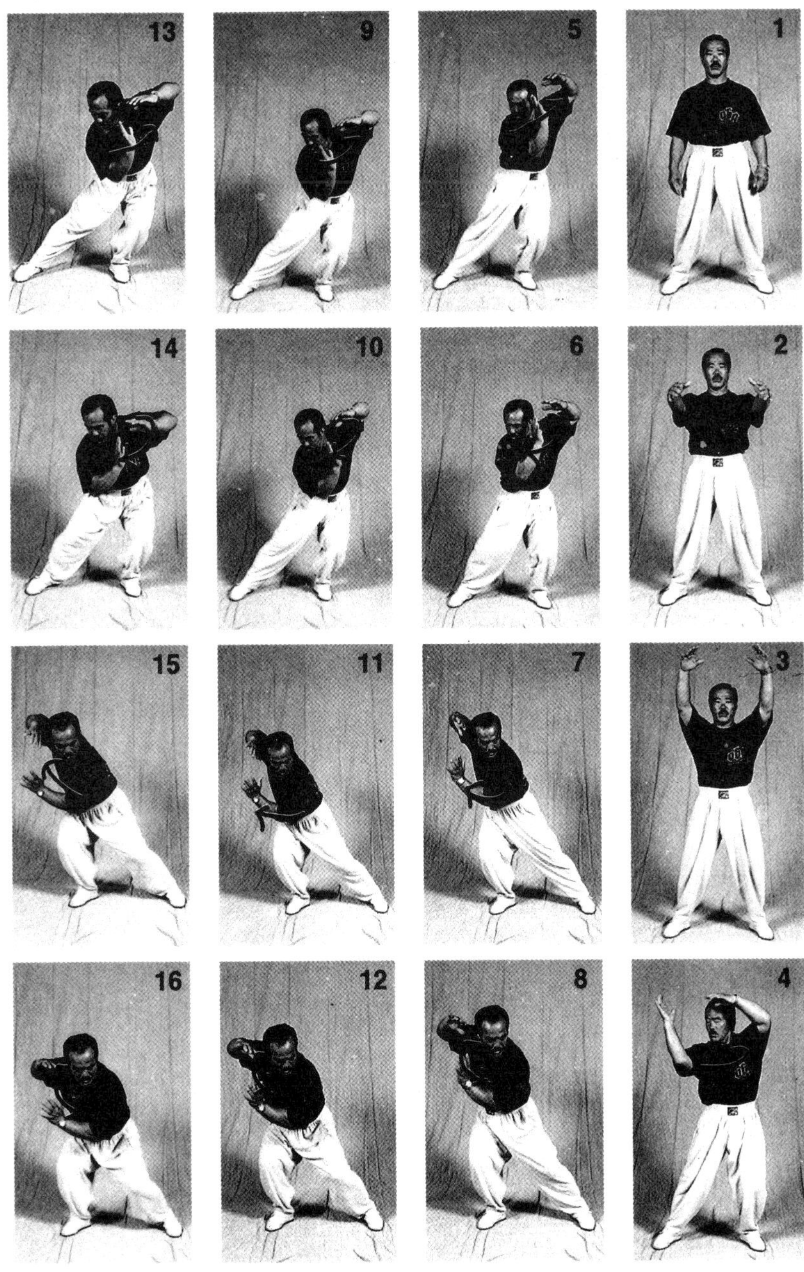
13
9
5
1
14
10
6
2
15
11
7
3
16
12
8
4

●左右運動(2)

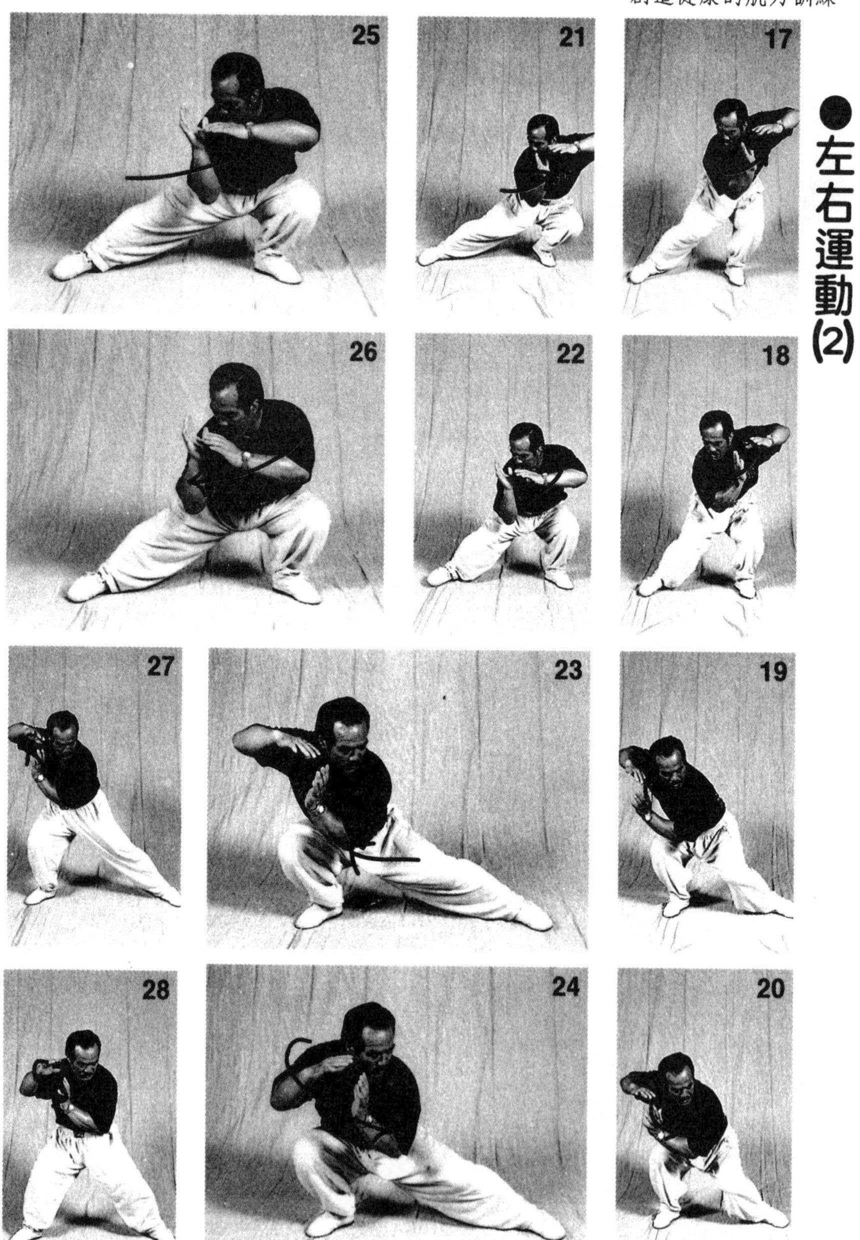

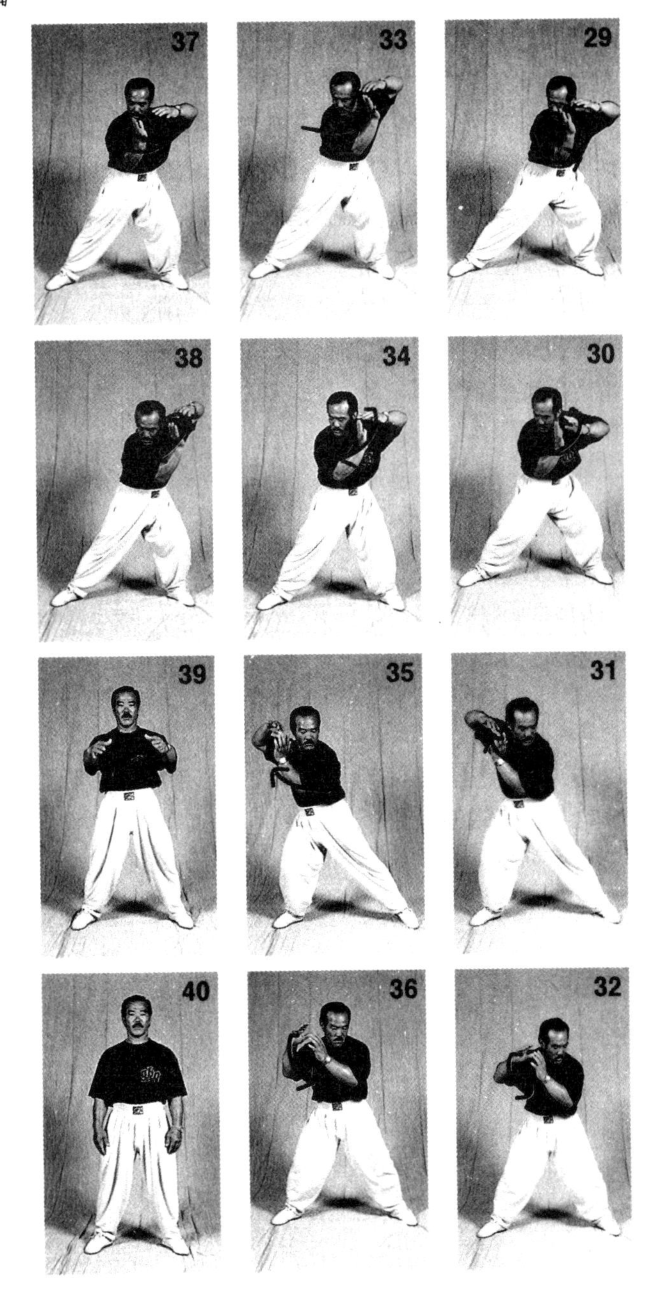
37
33
29
38
34
30
39
35
31
40
36
32

●波浪運動

容易讓人聯想到拍岸波浪、離岸波浪的手臂動作稍微複雜。一旦學會這些動作之後，就會成為能夠發揮特殊效果的運動。請一邊參考照片，一邊熟悉動作吧！

作　法

①放鬆關節的力量，讓自己放輕鬆。

②手臂在胸前旋轉，膝慢慢的彎曲，身體下沉。放鬆頸部、膝的力量，配合手臂的動作。

③手臂在胸前旋轉後下沉，到達極限時，再朝反方向旋轉，回到原先的高度。

重　點

◎從站立到下沉的姿勢時，手要旋轉4～5次。

◎在去路上，手的動作可以看到手掌，有如「離岸波」似的。

◎從下沉姿勢回到原來的高度時，相反的可以看到手背，有如「拍岸波」似的。

●〈去路〉離岸波與手的動作互動，慢慢的下沉。

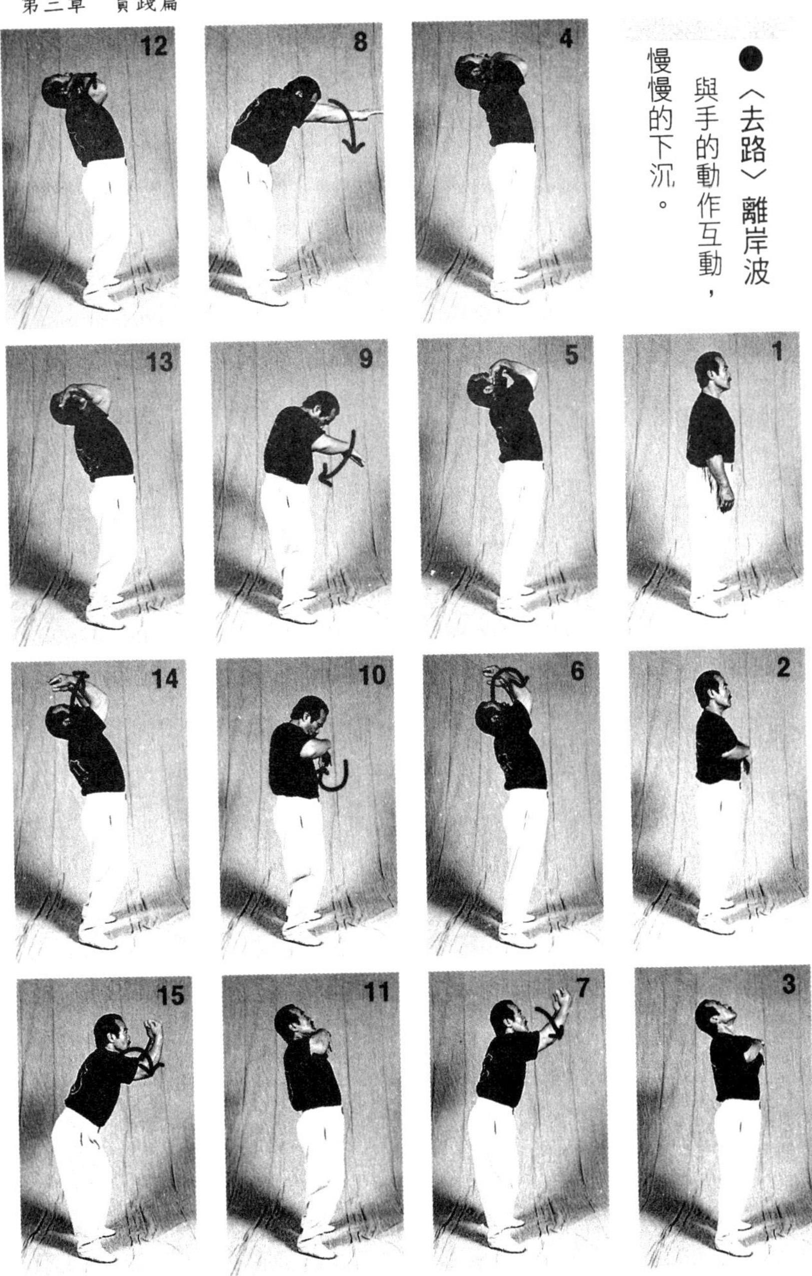

●波浪運動

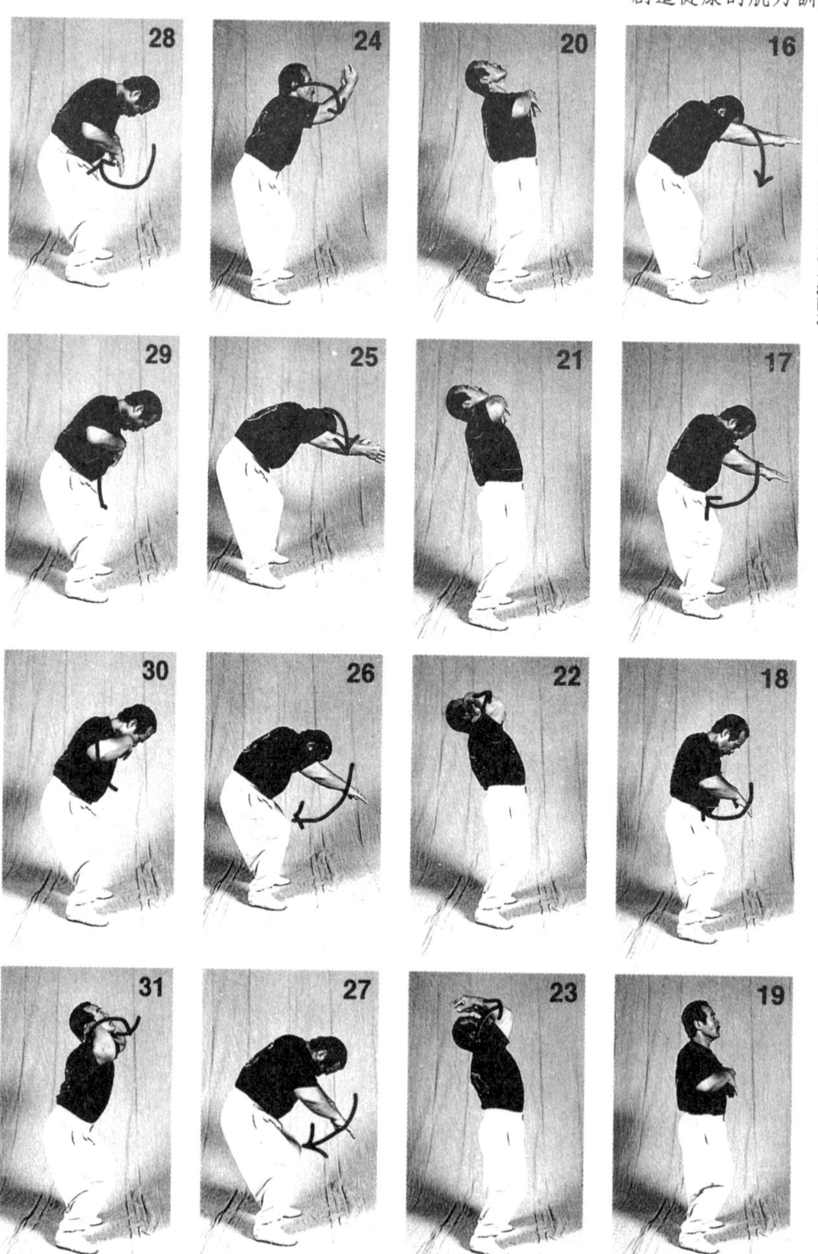

●〈返回路〉拍岸波

與手的動作互動，

慢慢的往上升。

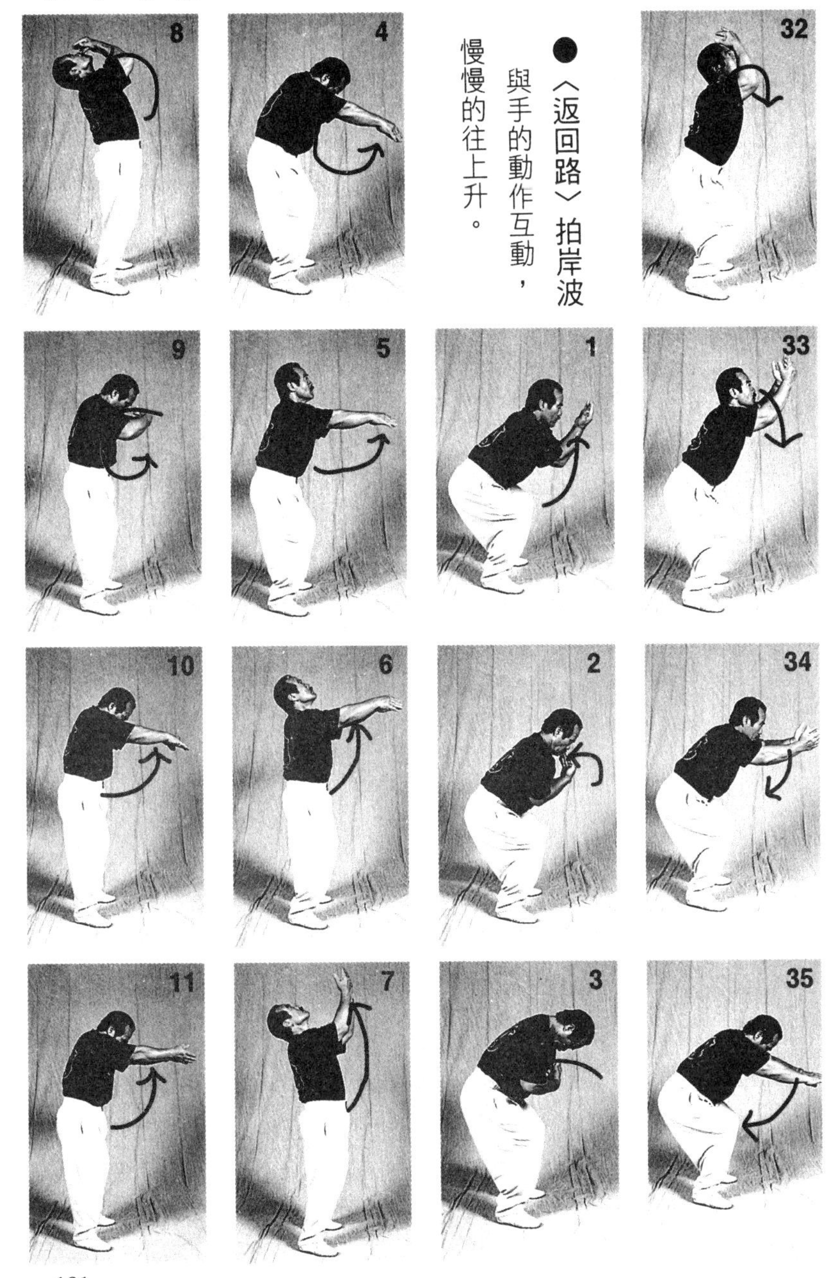

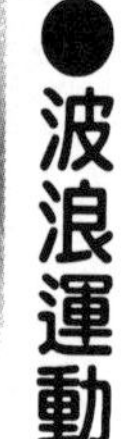

●波浪運動

●〈去路〉離岸波

從正面看的動作

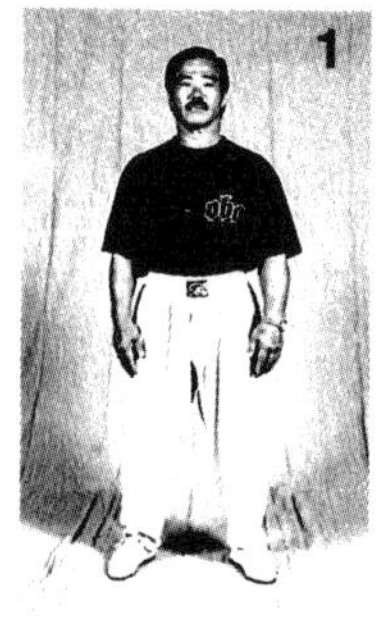

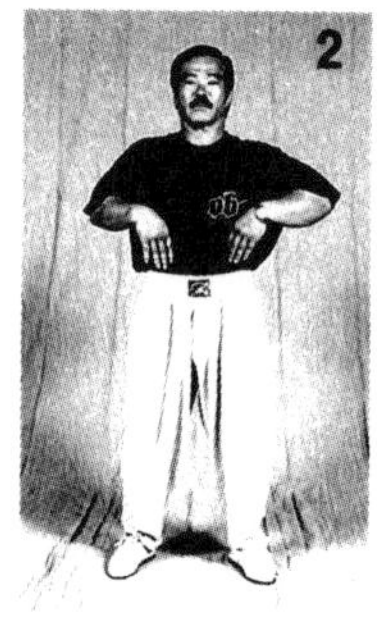

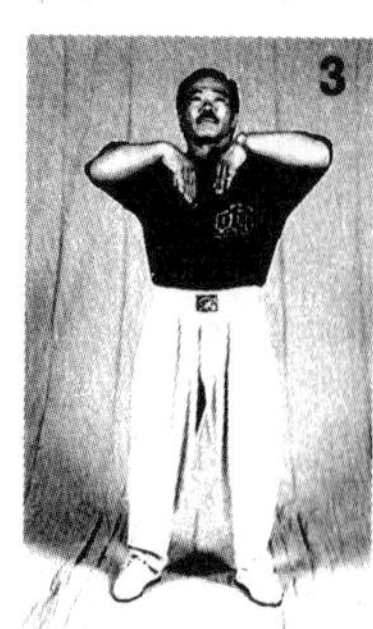

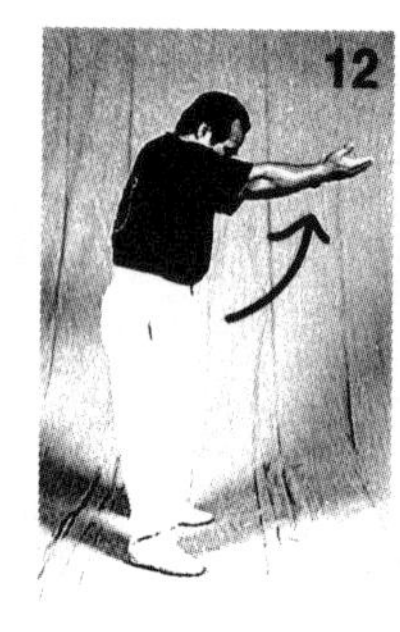

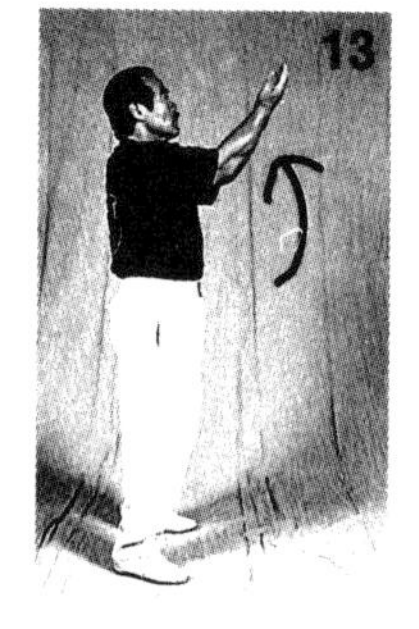

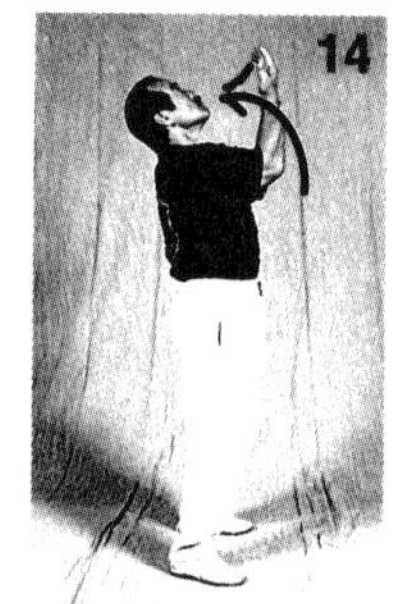

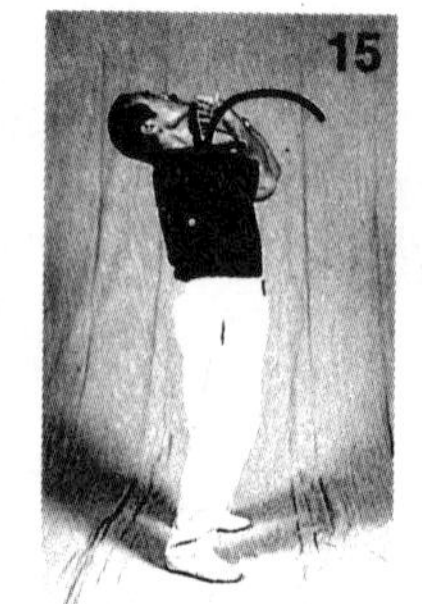

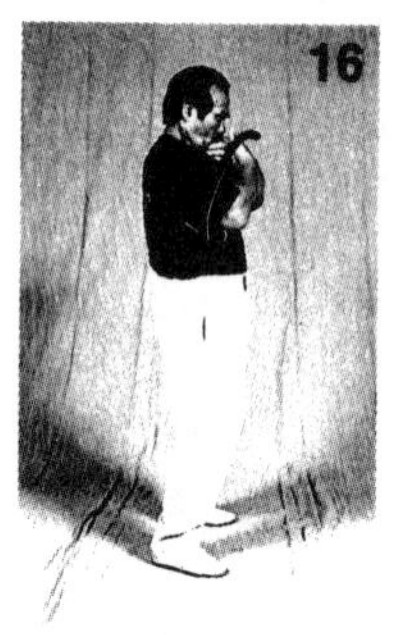

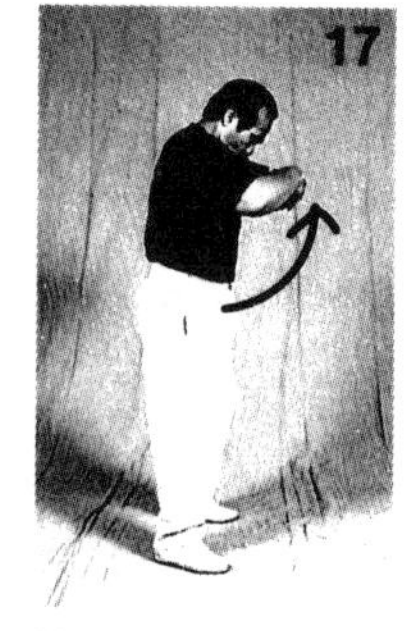

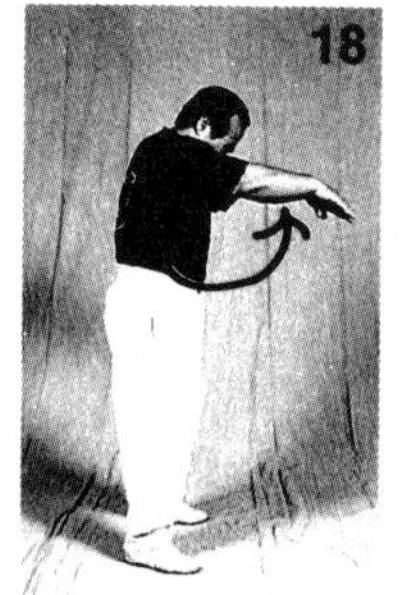

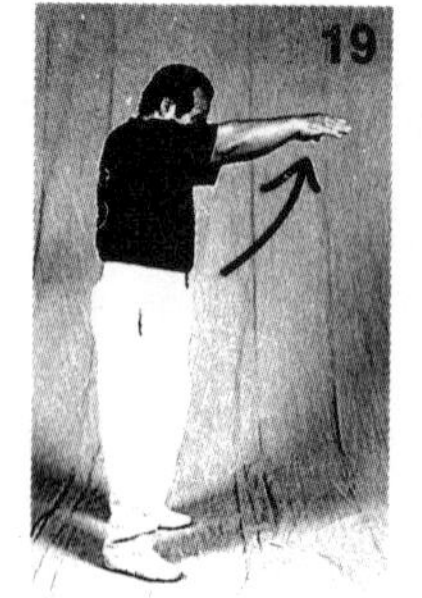

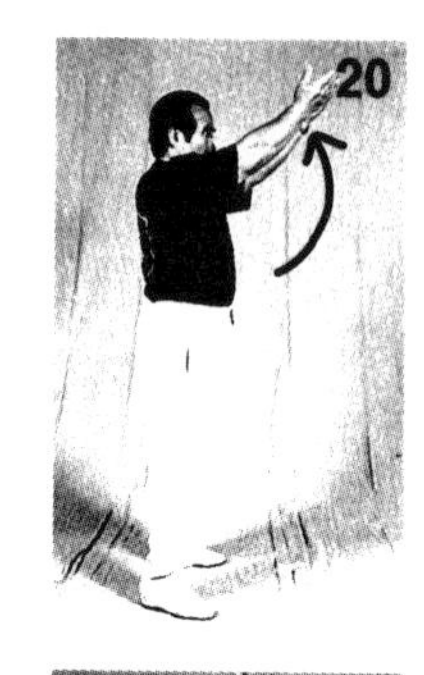

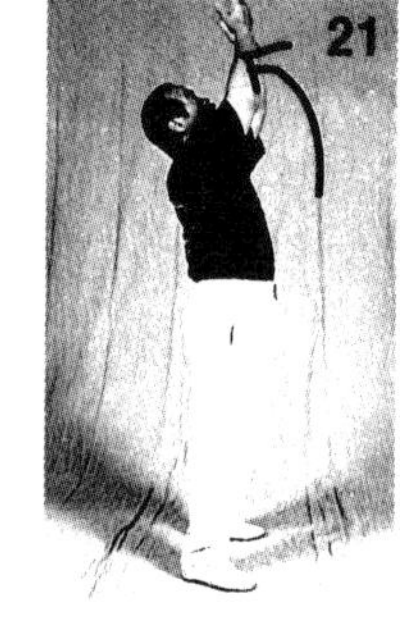

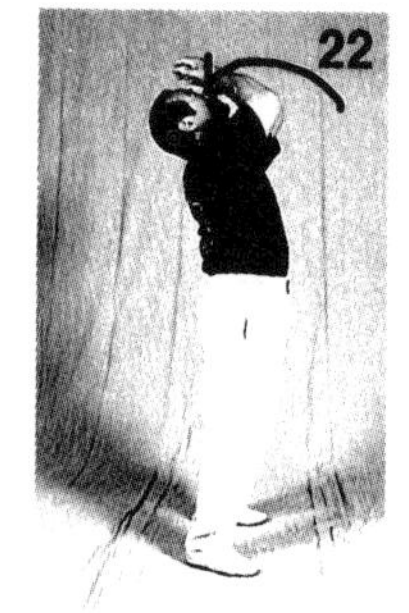

●〈返回路〉拍岸波

從正面看的動作

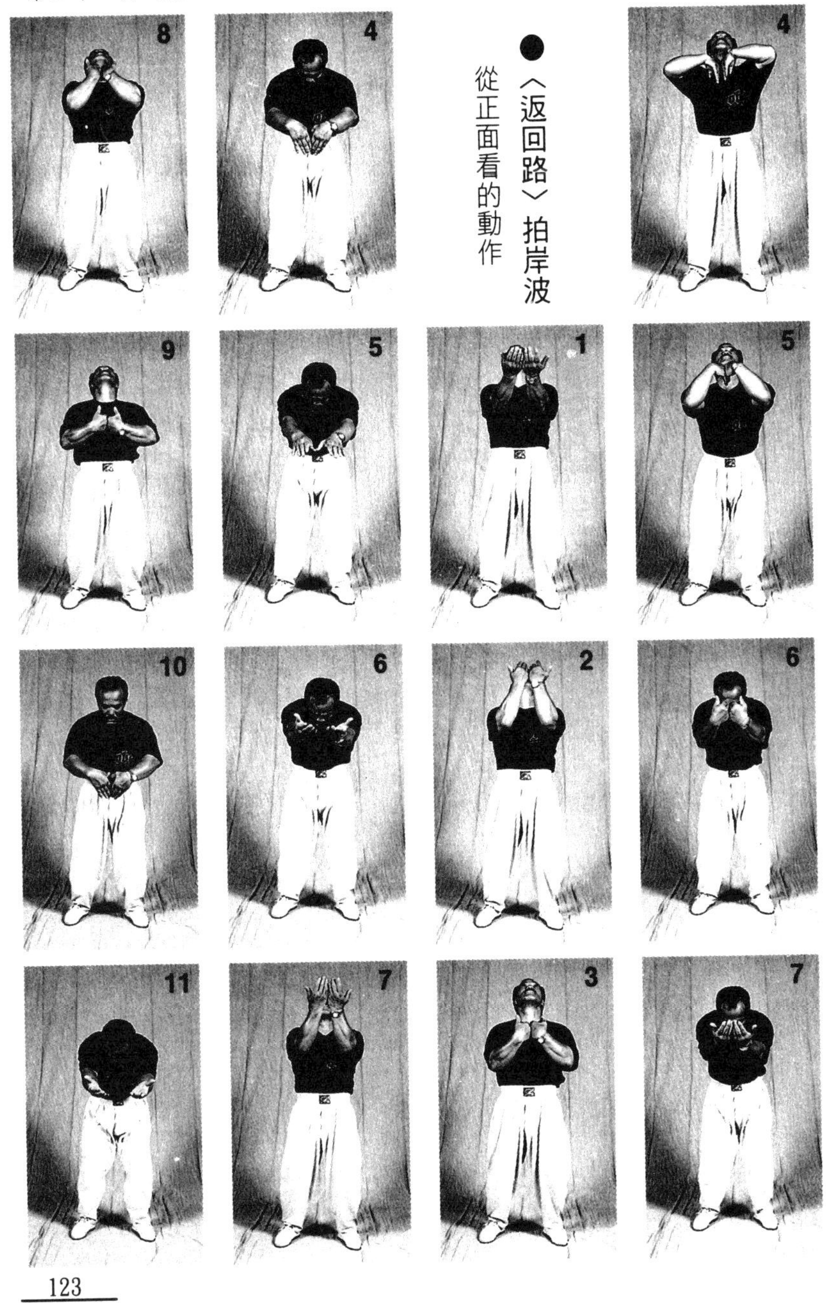

利用椅子進行輕鬆的訓練

提升肌力或柔軟性的訓練，不一定要站立進行。足腰疲累或酸痛時不要勉強，可以選擇接下來介紹的幾種運動，坐在椅子上進行。

運動要適度，一旦感覺疼痛或不舒服，就必須立刻停止。

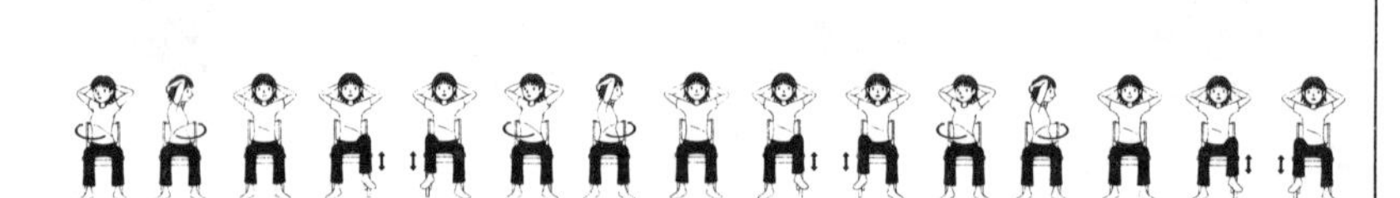

肩膀運動

●左右手臂橫向抬起放下

重　點

◎肩膀不適的人，從正常的一側開始，反覆進行數次後，再活動另一側的手臂。如此就能輕鬆的舉起手臂。

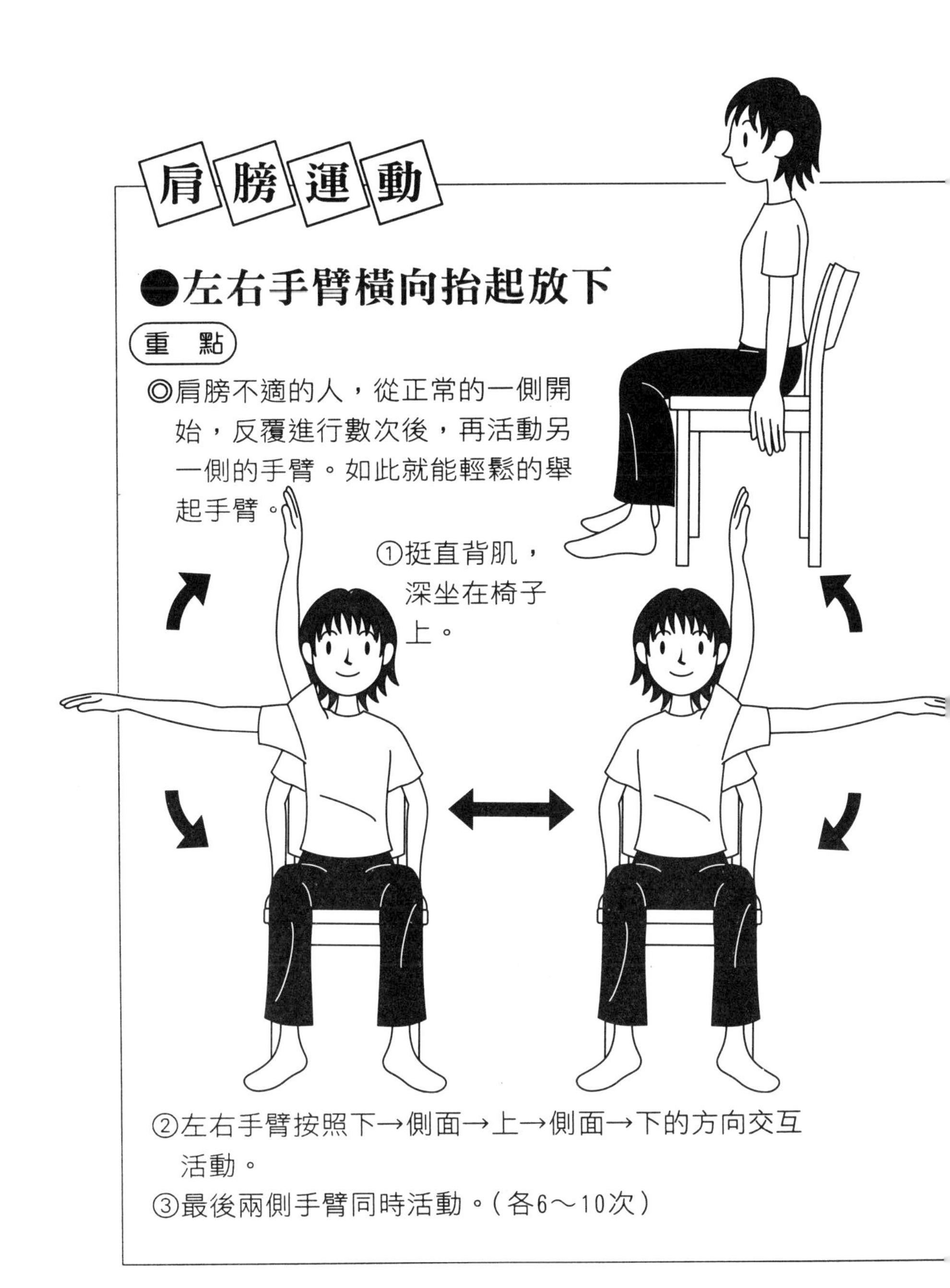

①挺直背肌，深坐在椅子上。

②左右手臂按照下→側面→上→側面→下的方向交互活動。

③最後兩側手臂同時活動。（各6～10次）

肩膀運動

●交疊雙臂伸向前方抬起放下

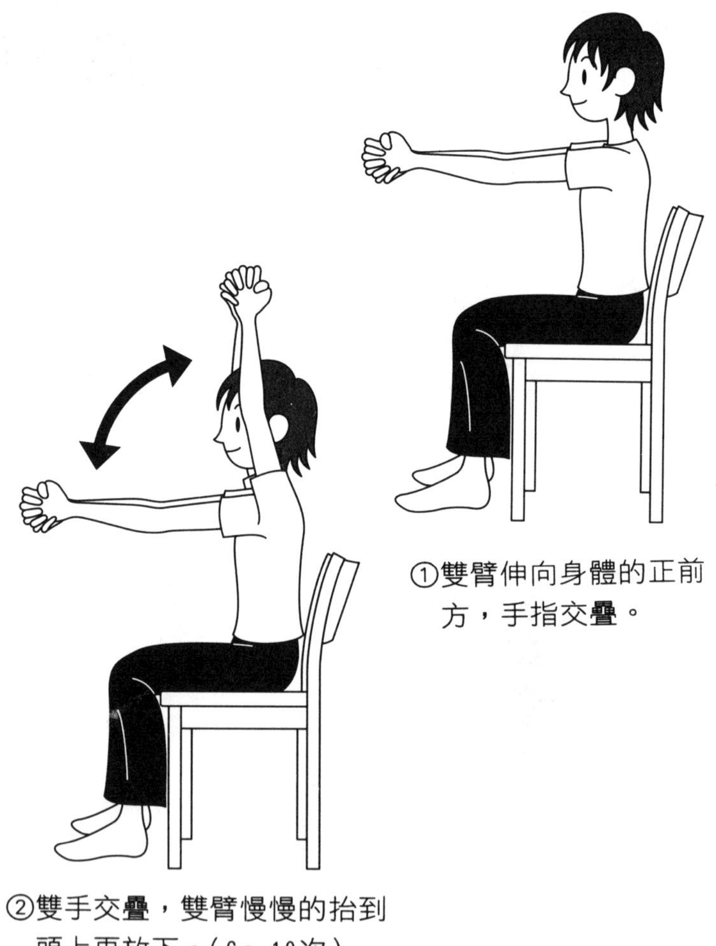

①雙臂伸向身體的正前方，手指交疊。

②雙手交疊，雙臂慢慢的抬到頭上再放下。（6～10次）

●雙臂朝左右打開

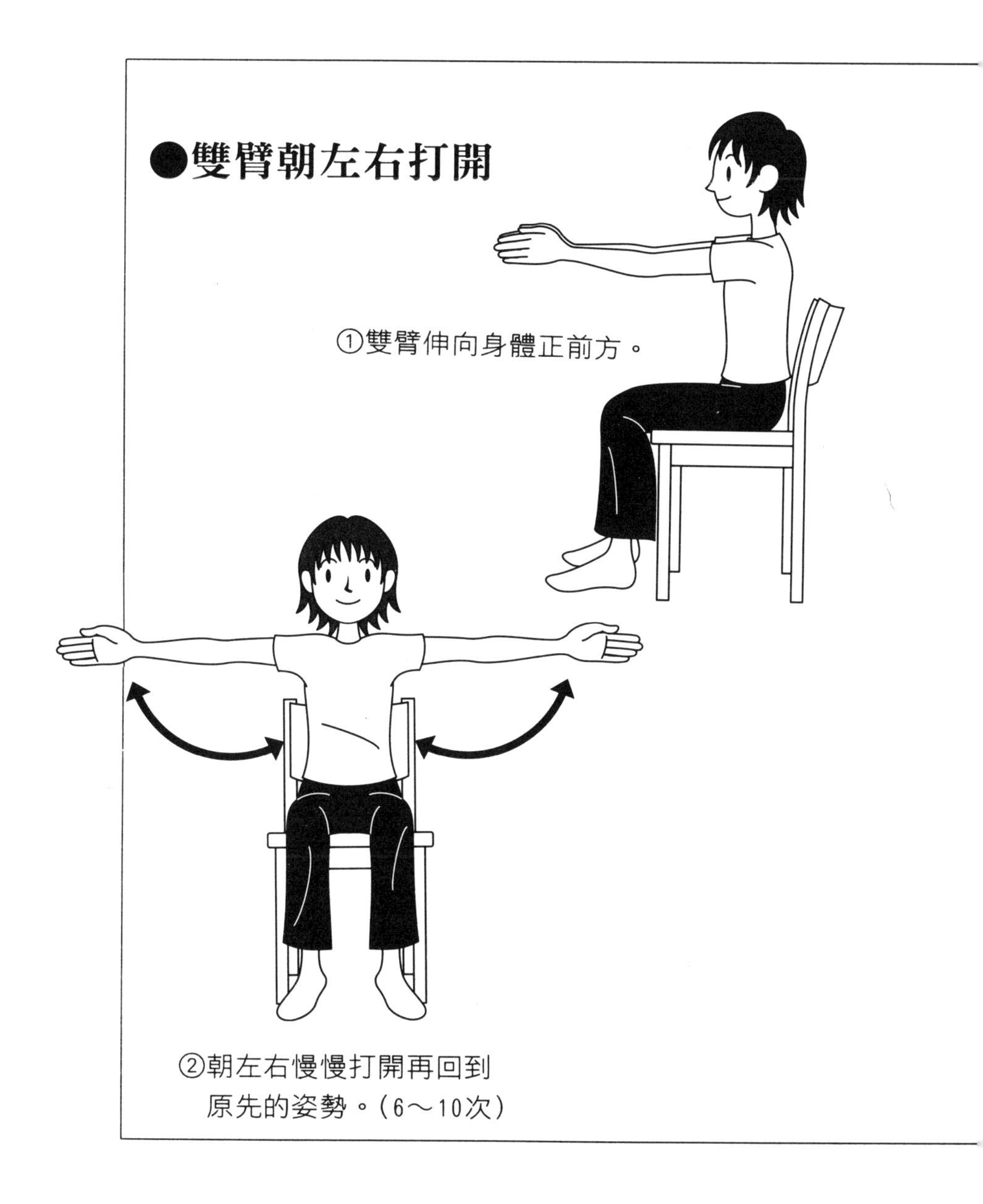

①雙臂伸向身體正前方。

②朝左右慢慢打開再回到
原先的姿勢。（6～10次）

腰部運動

●左右扭轉

重　點

◎左右任何一側感覺疼痛或不舒服時，就從正常的一側開始。一邊吐氣，一邊扭轉6～10次。接著再做另一側，就能輕鬆的完成。

◎身體僵硬的人，做到能力所及的範圍即可，不要忍痛勉強扭轉腰部。

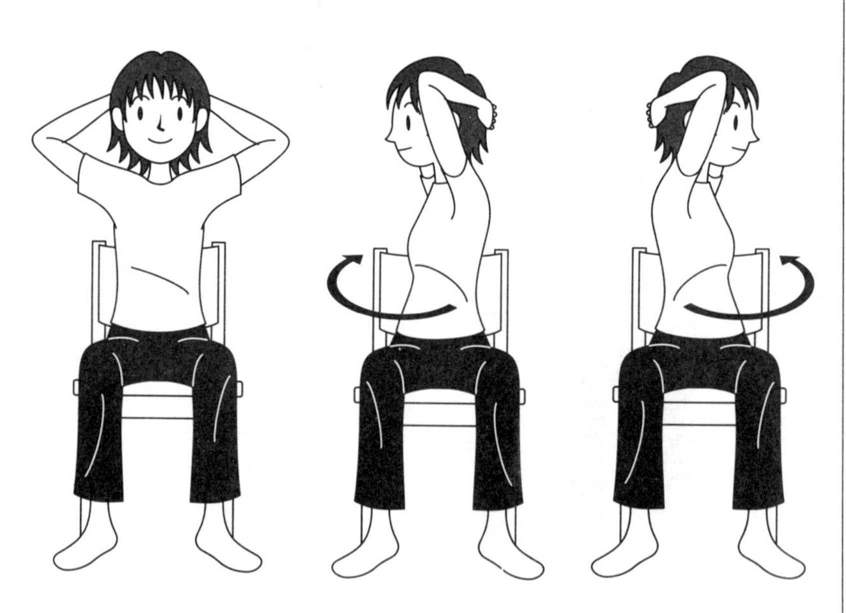

①挺直背肌，淺坐在椅子上。

②雙臂在頭後方交疊，朝左右慢慢的扭轉。（6～10 次）

●左右轉體

重　點

◎左右任何一側感覺疼痛或不舒服時，就從正常的一側開始。一邊吐氣，一邊進行6～10次，接著再做另一側，就能輕鬆的完成。

◎不要移動臉的位置。

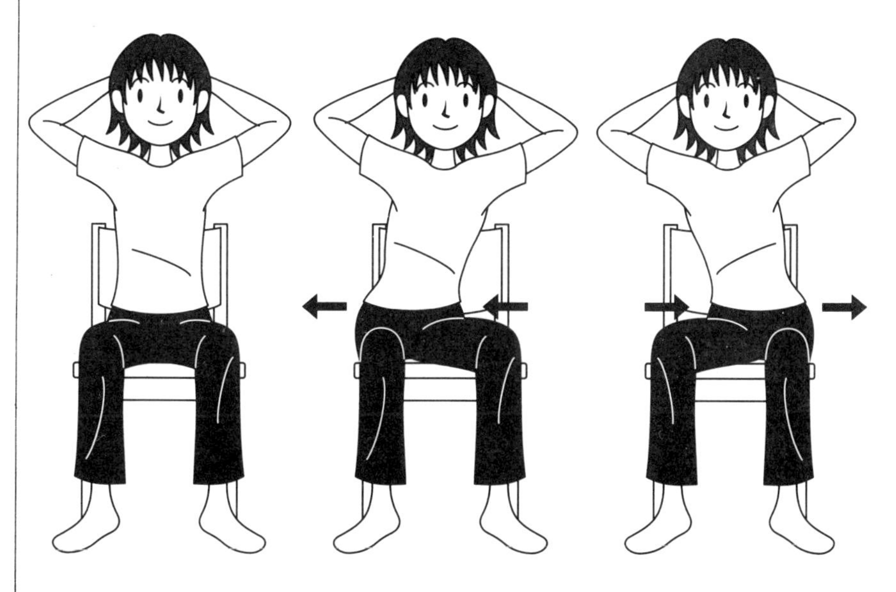

①挺直背肌，淺坐在椅子上。

②雙臂在頭後方交疊，臉面向前方，只有腰朝左右擺動。(6～10 次)

腰部運動

●朝左右倒

重 點

◎左右任何一側感覺疼痛或不舒服時，就從正常的一側開始。一邊吐氣，一邊進行6～10次。接著再做另一側，就能輕鬆的完成。

◎朝左右倒時，腰不要上抬。

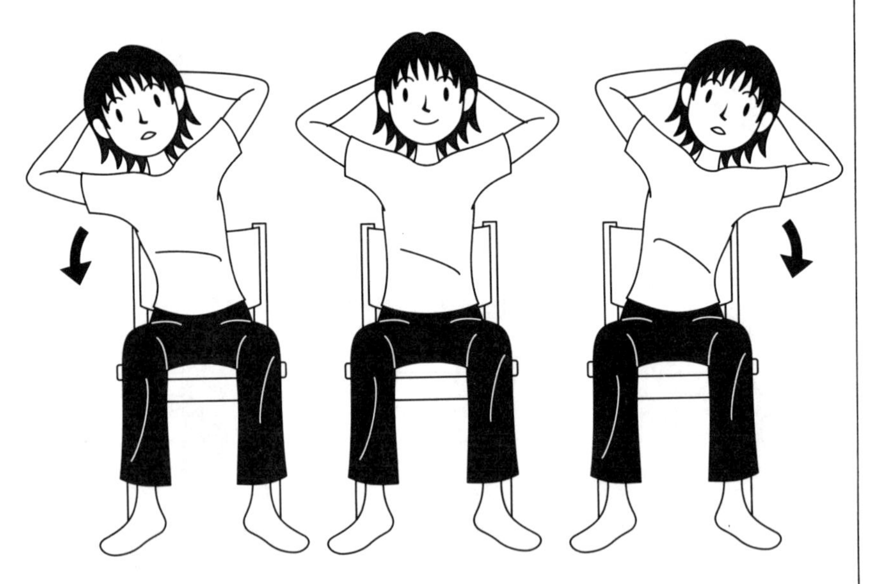

①挺直背肌，淺坐在椅子上。

②雙臂在頭後方交疊，臉面向前方，身體朝左右倒。（6～10次）

●手臂朝水平方向扭轉

重　點

◎左右任何一側感覺疼痛或不舒服時，就從正常的一側開始。一邊吐氣，一邊扭轉6～10次。接著再做另一側，就能輕鬆的完成。

◎身體僵硬的人，做到能力所及的範圍即可，不要勉強扭轉。

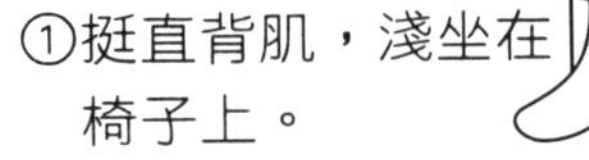

①挺直背肌，淺坐在椅子上。

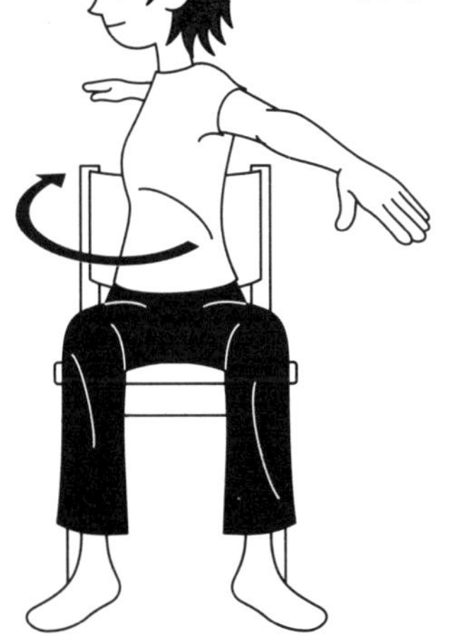

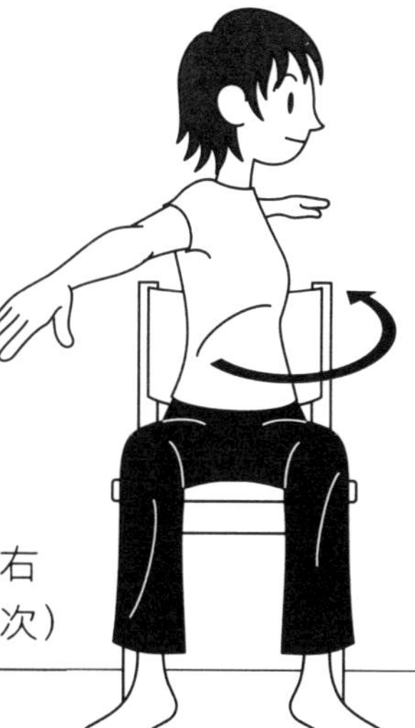

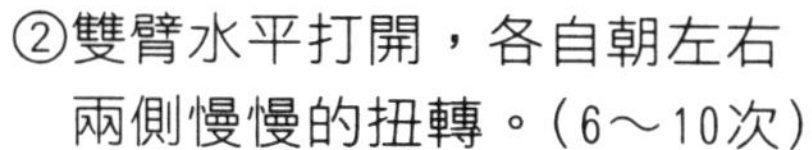

②雙臂水平打開，各自朝左右兩側慢慢的扭轉。（6～10次）

下腹部運動

●上體後倒

重 點

◎挾緊兩腋下，拱起背部，和腹肌運動相同。

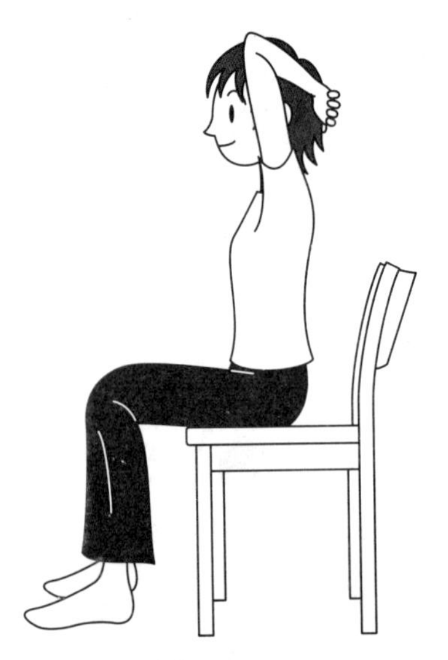

①挺直背肌，淺坐在椅子上。

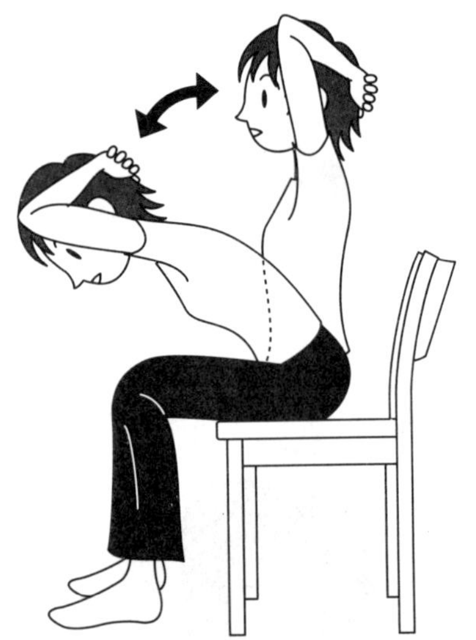

②雙臂在頭後方交疊，腹部用力，吐氣時上半身往後倒。吸氣時則回到原先的位置。(20～40次)

下肢運動

●腿的抬起放下運動

重　點

◎左右任何一側感覺疼痛或不舒服時，就從正常的一側開始。一邊吐氣，一邊上抬放下6～10次後，接著再做另一側，就能輕鬆的完成。

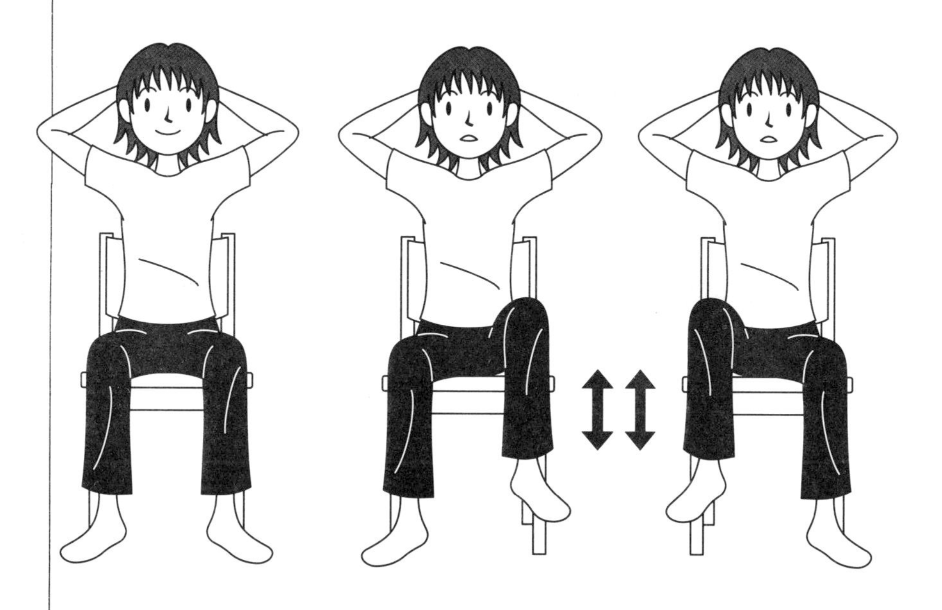

①挺直背肌，淺坐在椅子上。

②雙臂在頭後方交疊，雙腿交互抬起放下。膝上抬較肚臍稍高的位置。(20～40次)

下肢運動

●膝下的屈伸運動(小幅度)

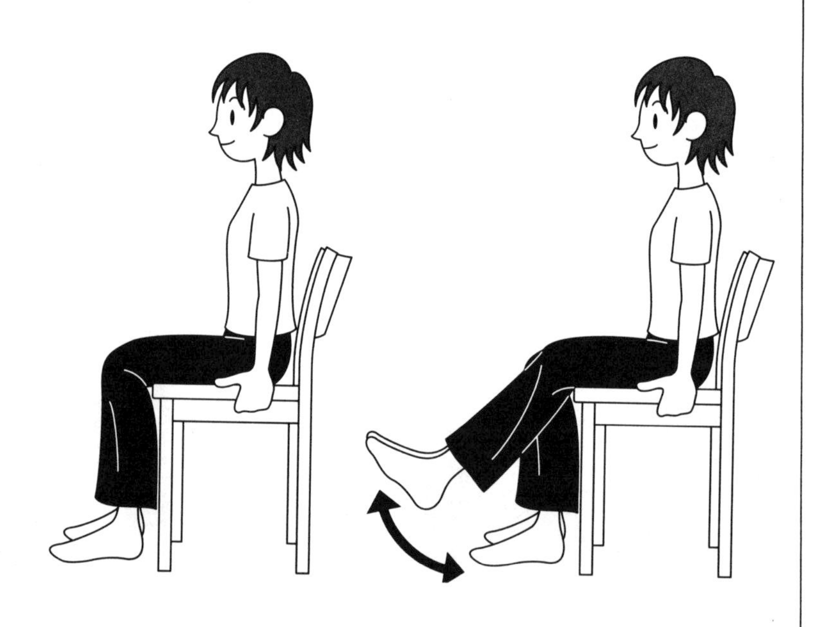

①挺直背肌，深坐在椅子上。

②雙手抓住椅子的兩端，膝以下小幅度的上下擺盪。（20～40次）

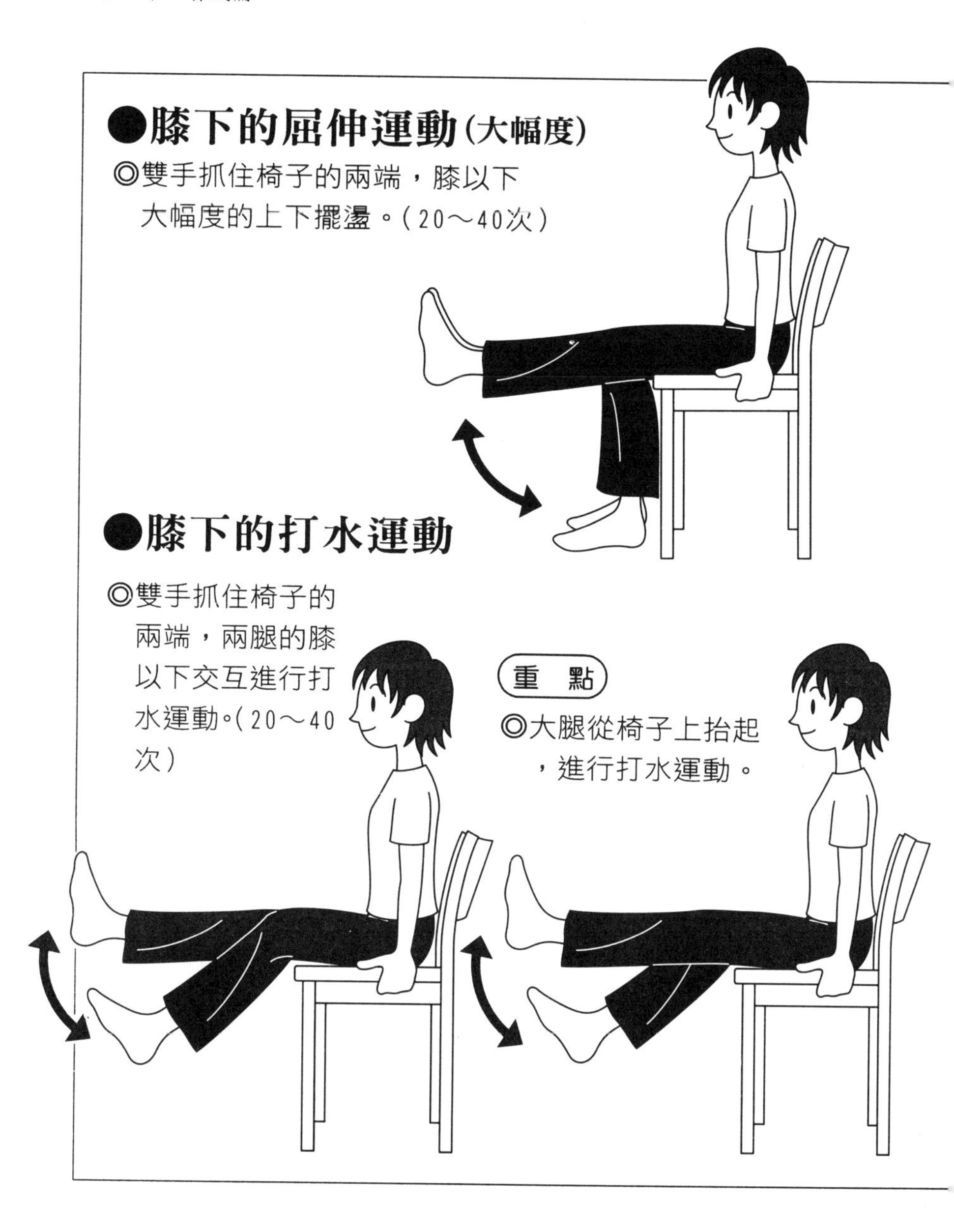
●膝下的屈伸運動（大幅度）
◎雙手抓住椅子的兩端，膝以下大幅度的上下擺盪。（20～40次）
●膝下的打水運動
◎雙手抓住椅子的兩端，兩腿的膝以下交互進行打水運動。（20～40次）
重　點
◎大腿從椅子上抬起，進行打水運動。

頸部運動

●左右倒

重　點

◎朝左右倒時，如果有一側感覺疼痛或不舒服時，則從正常的一側開始先做幾次，慢慢的倒下。接著再做另一側，就能輕鬆的完成。

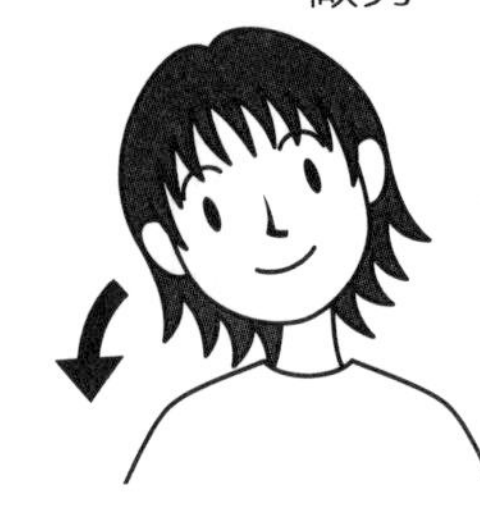
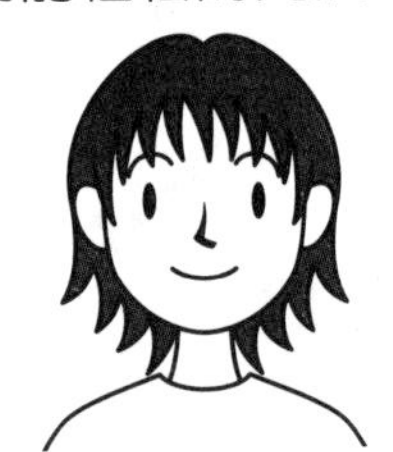
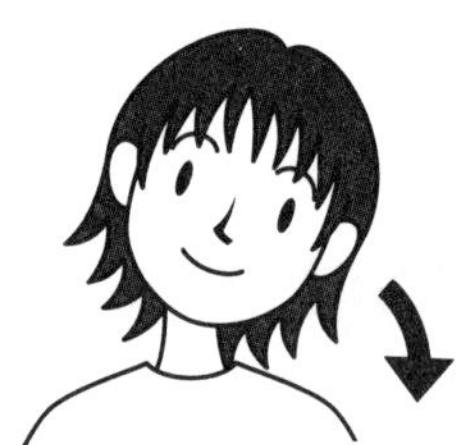

頭左右交互慢慢的倒下。（各6～10次）

●前後倒

重　點

◎前後任何一側感覺疼痛或不舒服時，則從正常的一側開始先做幾次，接著再做另一側，就能輕鬆的完成。

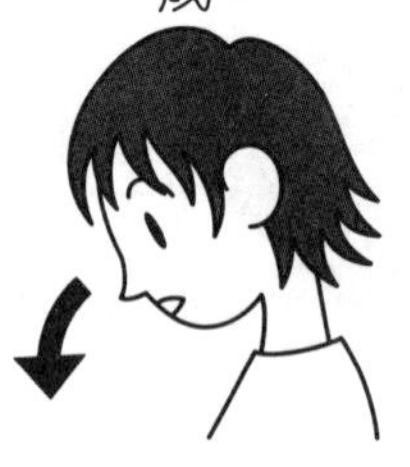
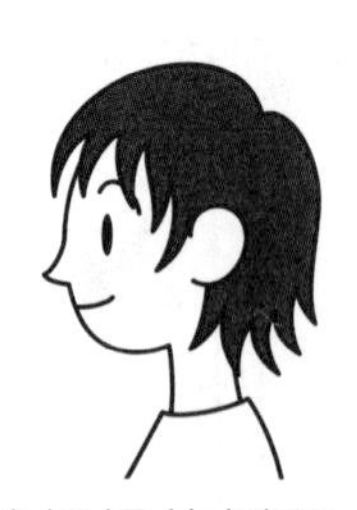
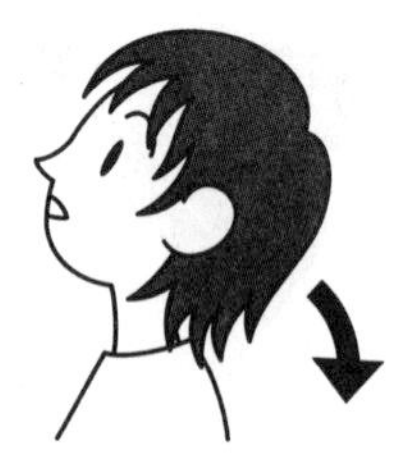

頭朝前後慢慢的倒下。（各6～10次）

●左右旋轉

重　點

◎左右任何一側感覺疼痛或不舒服時，則從正常的一側開始。一邊吐氣，一邊旋轉。接著再做另一側，就能輕鬆的完成。

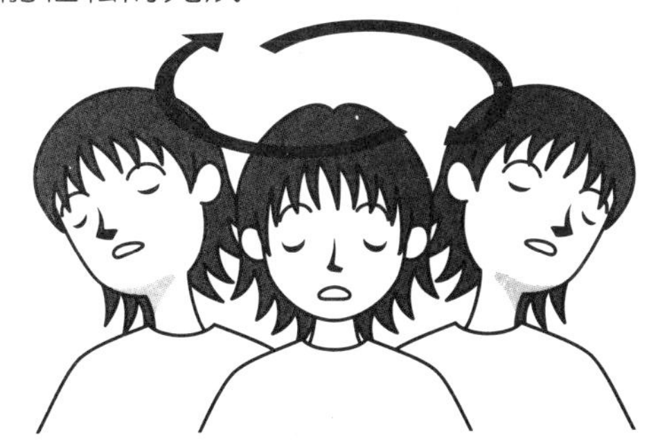

頭部為軸，以順時針、逆時針的方向慢慢的旋轉頭部。（各6～10次）

●左右扭轉

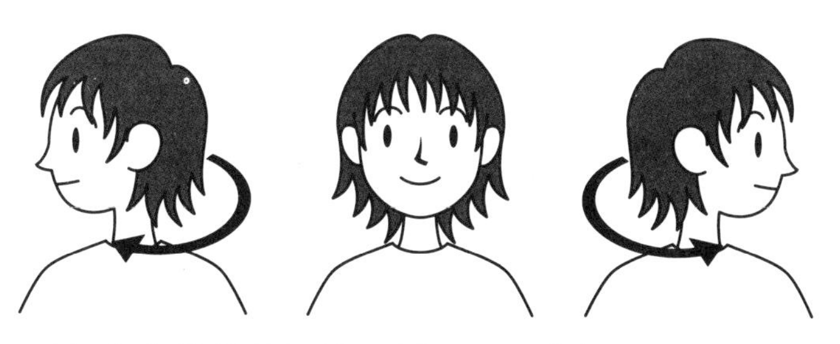

頭朝左右慢慢的扭轉。（各6～10次）

手指運動

●手指運動①

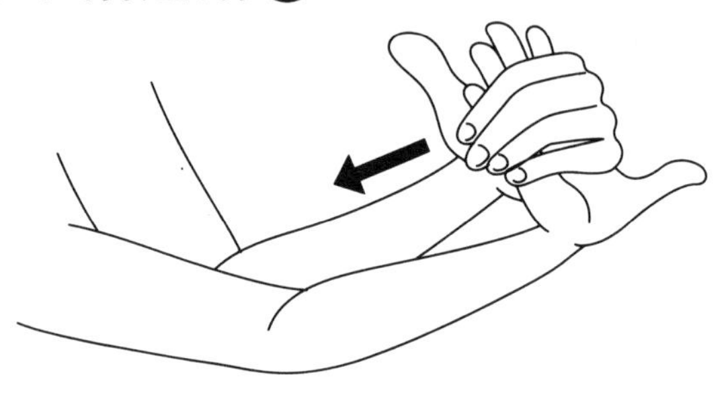

①手掌朝向正面，伸直手臂。
②用另一隻手的拇指之外的4根手指握住
伸出的手，拉向自己（6～10秒）。
③相反側的手指也進行相同的動作。

●手指運動②

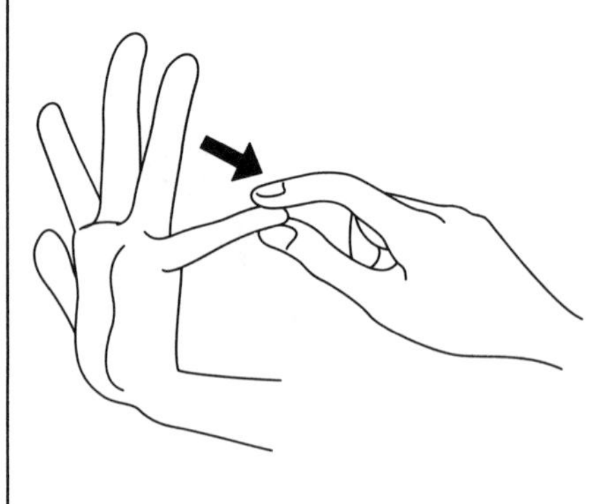

①挺直背肌，深坐在
椅子上。
②如圖所示，從小指
依序往面前拉（各
6～10秒）。
③相反側的手指也同
樣逐一拉過。

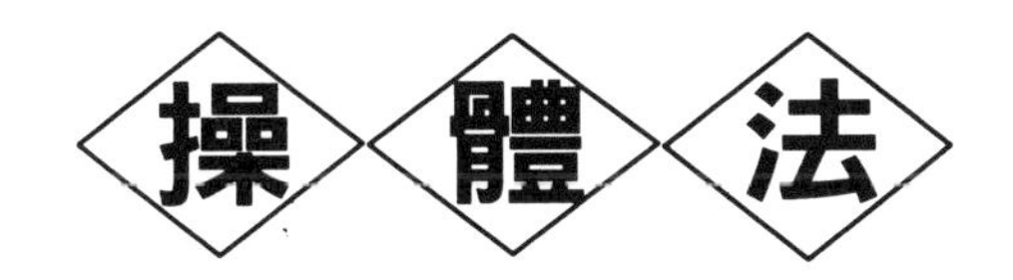

因治療肌肉無力症或小兒氣喘等現代難治疾病，在ＮＨＫ電視節目中引起極大回響的橋本敬三先生，其獨特的治療和健康理論即「操體法」。由於陸續出版許多相關書籍，所以「操體法」聞名全國。

我的身體狀況欠佳，也是藉著「操體法」而克服的。因為擁有這種經驗，所以當參加訓練者的手腳、肩膀疼痛或不舒服時，我會要求他們遵守「操體法」的原理來伸展身體，利用「調整身體運動」來解決問題。在「銀髮族元氣補習班」的訓練課程中，也納入了一部分「操體法」的動作。這種運動的重點在於「不會疼痛，感覺舒適，可以一邊吐氣，一邊輕鬆的活動」。

簡單的說，操體法就是「身體朝不會疼痛而舒適的方向活動，矯正身體的歪斜，促使不健康的身體狀態恢復為健康體的活動方式」（橋本敬三先生）。

只要愉快的活動，就能去除體內的歪斜。例如左肩疼痛的人，可以先輕鬆的活動右肩，再活動左肩。亦即以愉快的心情活動身體，就能夠發揮調整平衡的效果，減輕另一側歪斜的程度。

調整身體運動（腰痛體操）

伸展體操的重點是，必須在放鬆的狀態下進行。每次都要從腹式呼吸開始做起（參考70頁）。

早上空氣清新，是可以放鬆的時間帶。就寢時，僵硬的肌肉可以藉著伸展運動慢慢的舒展開來。對身心健康而言是極佳的良藥。

早晨忙碌的人，泡完澡後再做伸展後運動，能夠得到放鬆。而一天結束後再做運動，則能夠幫助入睡。

接下來介紹的體操，具有預防腰痛的效果。腰部感覺疼痛時，表示已經惡化得相當嚴重。這時，如果再做體操，只會帶來反效果。因此，一旦覺得不舒服，就必須立刻就醫。

持續進行伸展體操，可以預防腰痛。以下所列舉的體操，就是「未雨綢繆」的體操，可謂預防腰痛的特效體操。

伸展體操的重點

◎避免借助反彈力。
◎不要停止呼吸，放鬆身體。
◎在能力所及的範圍內進行。
◎意識集中在伸展的肌肉上。

●搖　籃

重　點

◎腹部脂肪厚或身體缺乏柔軟性的人，較難拱起背部。只要多滾動幾次，就能巧妙的拱起背部滾動。

◎充分刺激背部和腰。最初可以躺在棉被上做，掌握祕訣。習慣之後，可以在榻榻米或地板上進行。

◎這個運動可以刺激背部和腰部的毛細血管，使得支撐背骨的背肌和腰肌等血液循環順暢。

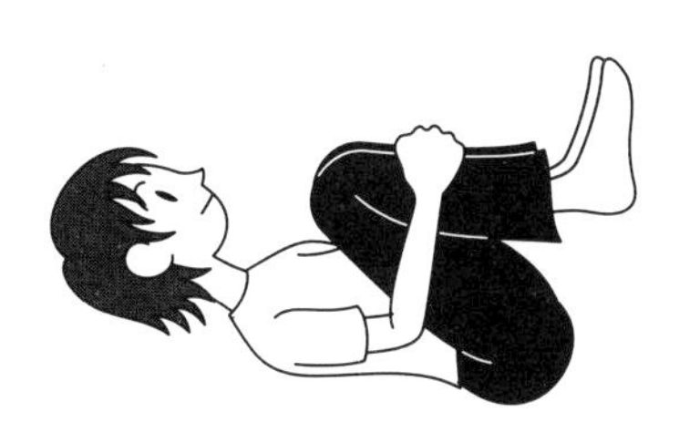

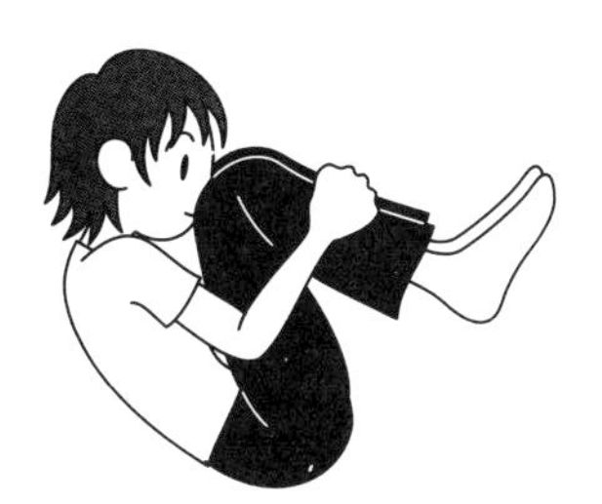

①坐在地上。

②雙腳彎曲，抱在胸前。緊緊抱住膝，全身拱起。

③不需借助反彈力，前後搖晃。（①～③為1次，共做5～10次）

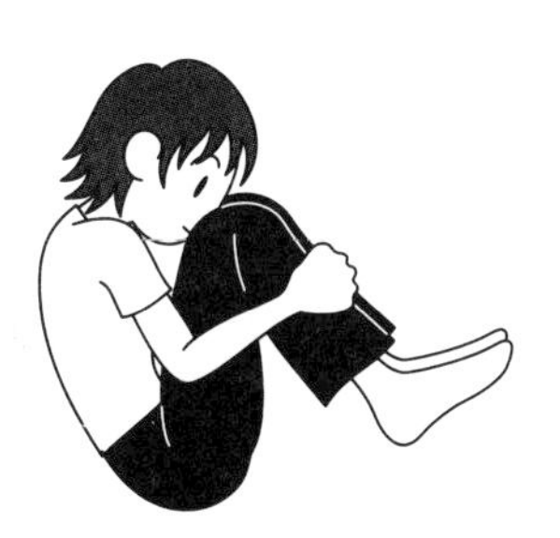

●兩膝左右倒

重 點

◎朝左右倒。如果某一側進行困難或腰部感覺疼痛、不舒服時，則正常的一側先做十次，接著再做另一側，就能輕鬆的完成。

①兩膝併攏直立，仰躺。雙手朝左右打開。

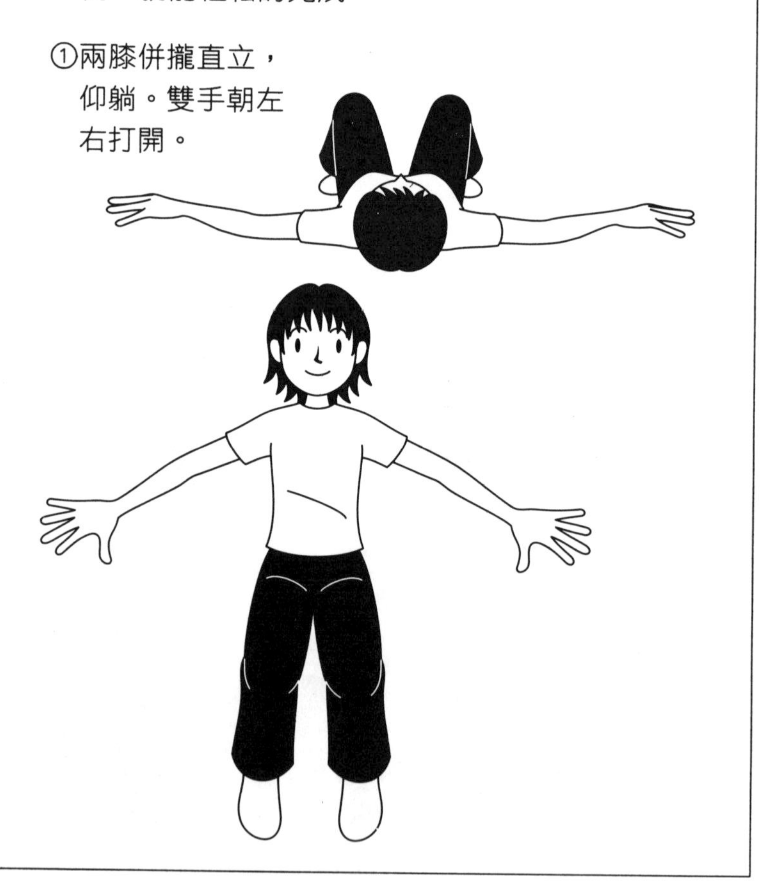

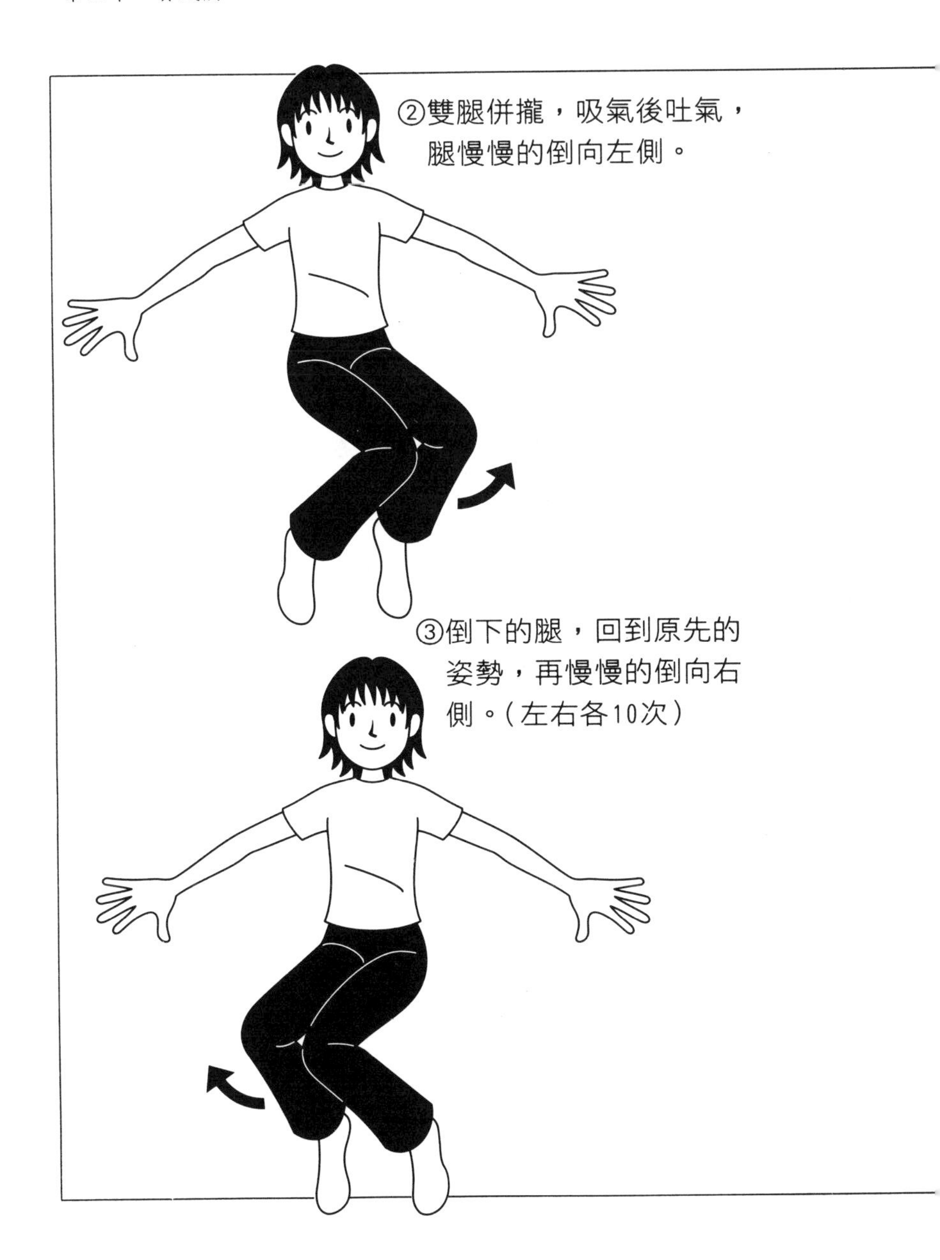
②雙腿併攏，吸氣後吐氣，
腿慢慢的倒向左側。
③倒下的腿，回到原先的
姿勢，再慢慢的倒向右
側。（左右各10次）

●膝朝內側倒

重 點

◎如果某一側進行困難或腰部感覺疼痛、不舒服時，則正常的一側先做10次，接著再倒向另一側，就能輕鬆的完成。

①兩膝直立，仰躺。
雙手朝左右打開。

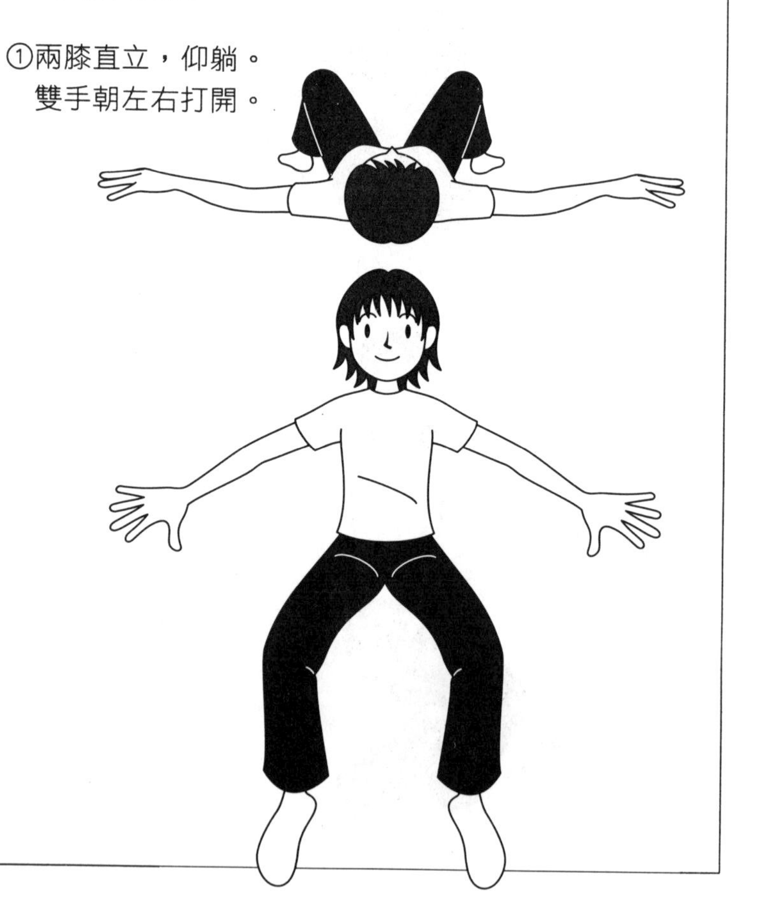

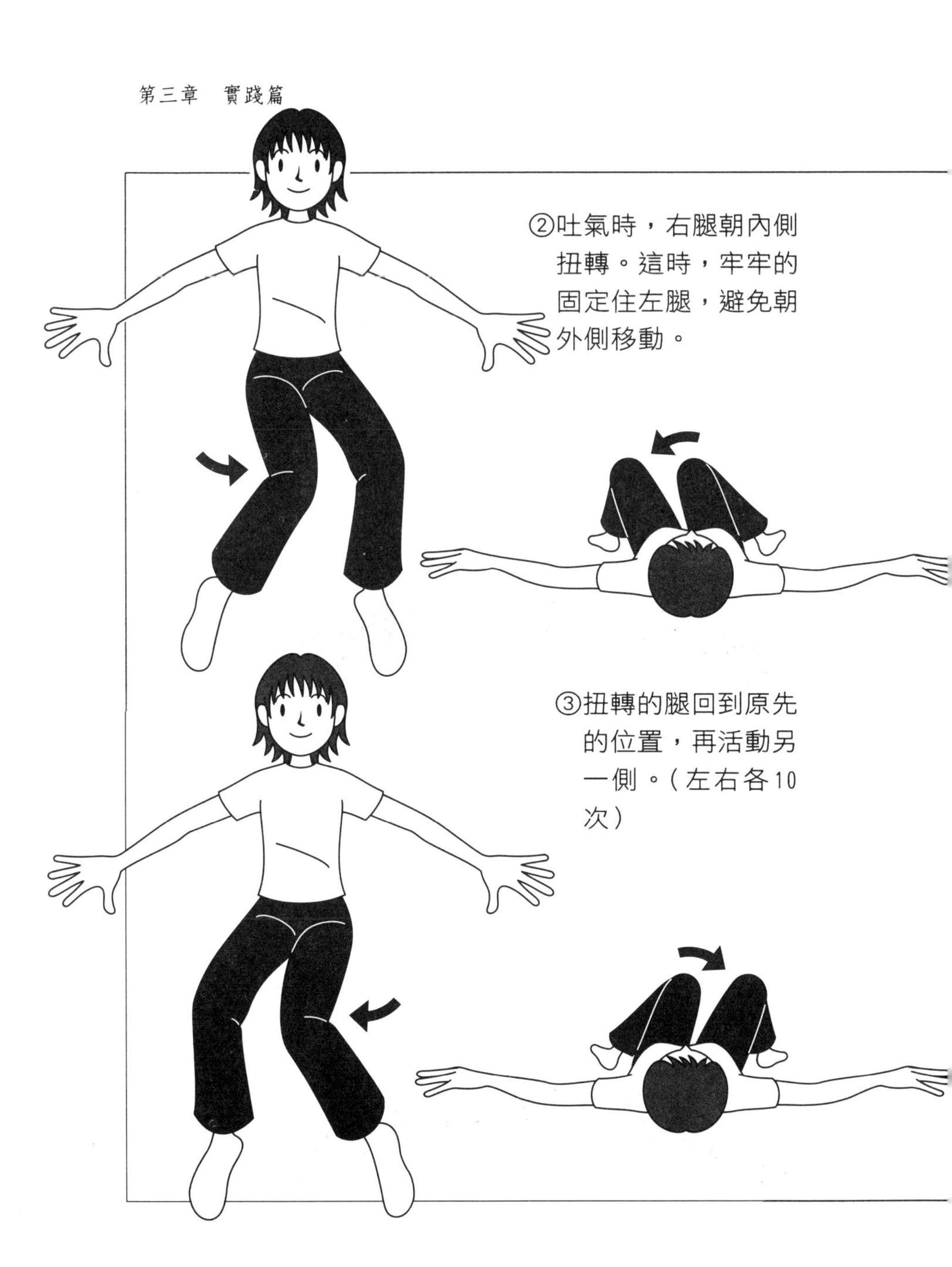

②吐氣時，右腿朝內側扭轉。這時，牢牢的固定住左腿，避免朝外側移動。
③扭轉的腿回到原先的位置，再活動另一側。（左右各10次）

●伸展大腿內側與體側扭轉

①雙腿盡量的打開，雙臂
朝兩側張開。
②好像看向正後方似的，
身體朝左右扭轉。(左
右各20次)

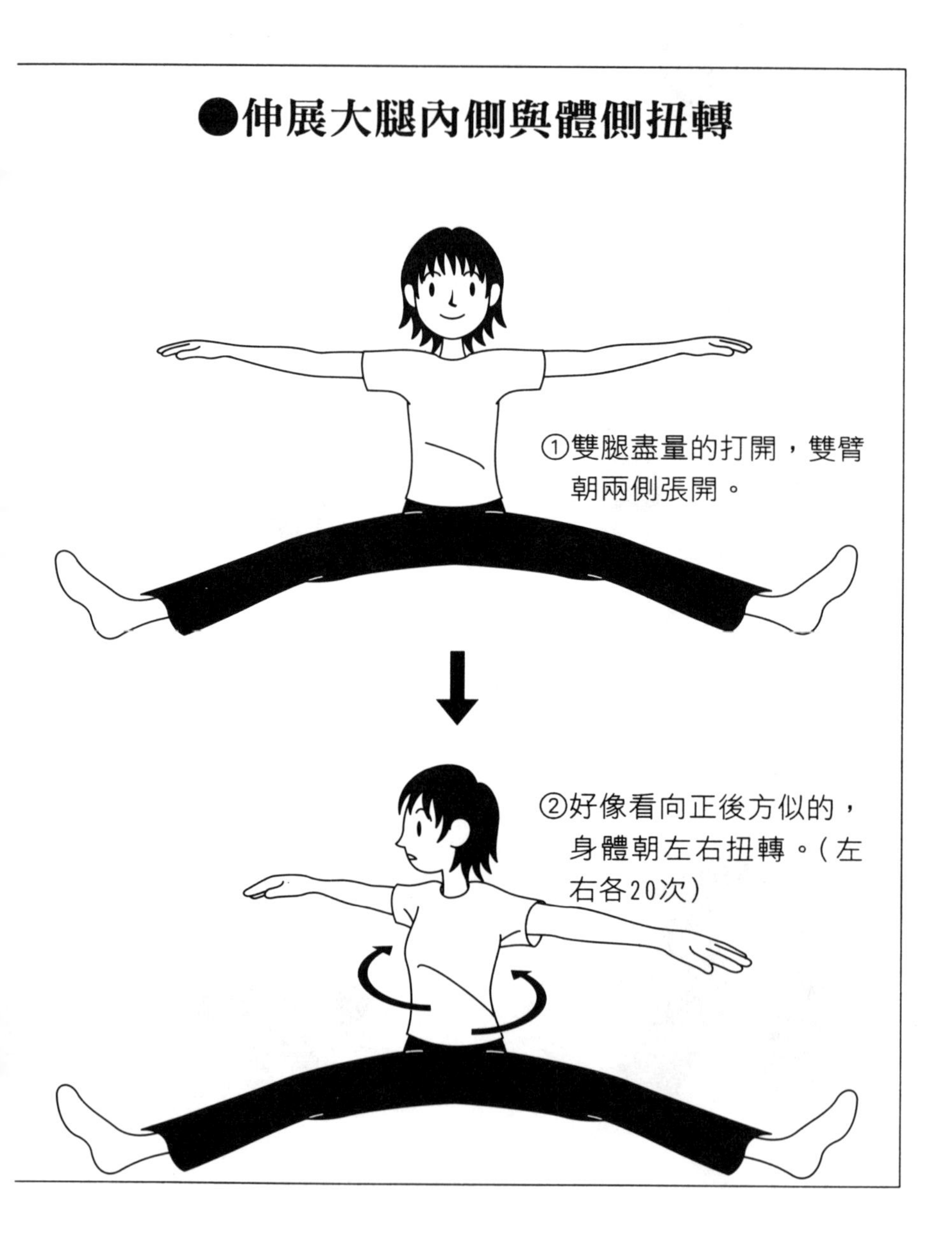

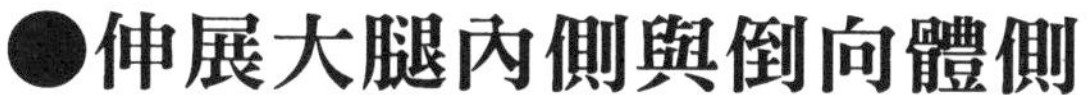

●伸展大腿內側與倒向體側

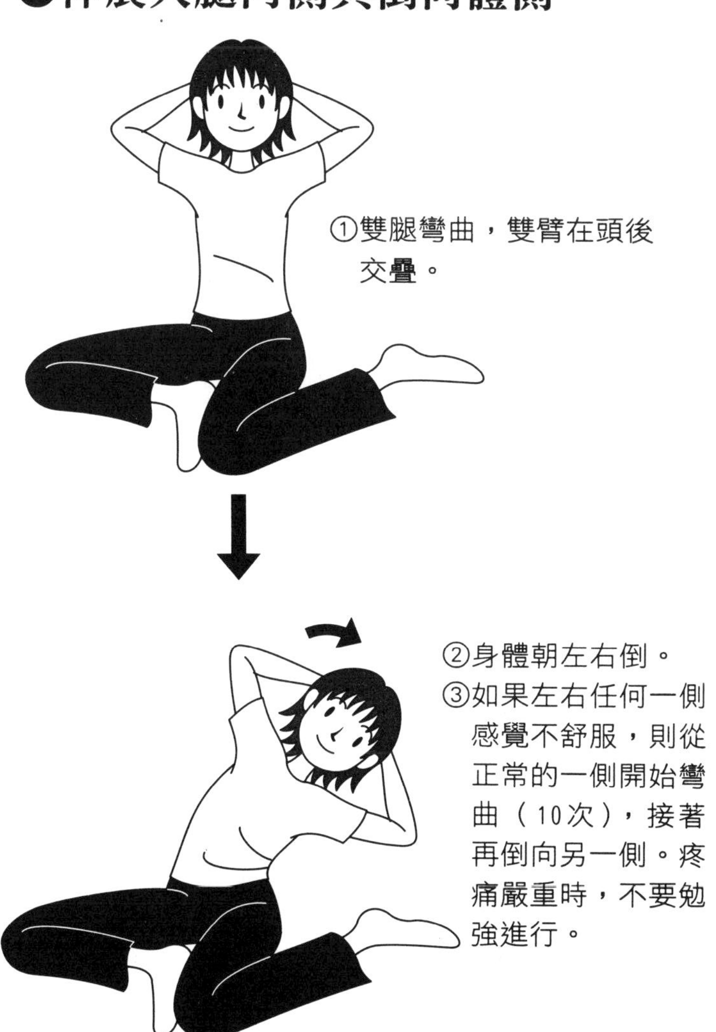

①雙腿彎曲，雙臂在頭後交疊。

②身體朝左右倒。

③如果左右任何一側感覺不舒服，則從正常的一側開始彎曲（10次），接著再倒向另一側。疼痛嚴重時，不要勉強進行。

●伸展大腿內側與體側扭轉

①雙腿伸直，單腳置於膝的外側。
　腳底貼於地面，雙腿交叉。
②腿交疊側的手擺在正後方。
③相反側的手肘擺在彎曲膝的外
　側，扭轉身體往後看。不
　要勉強，在能力所及的範
　圍內進行。

●伸展大腿內側

①雙腿打開坐下。雙腳盡量張大。
②豎立腳踝。
③腰部慢慢的往前彎，在感覺舒服的位置停止。
　（數20下）放鬆力量，輕鬆的進行。

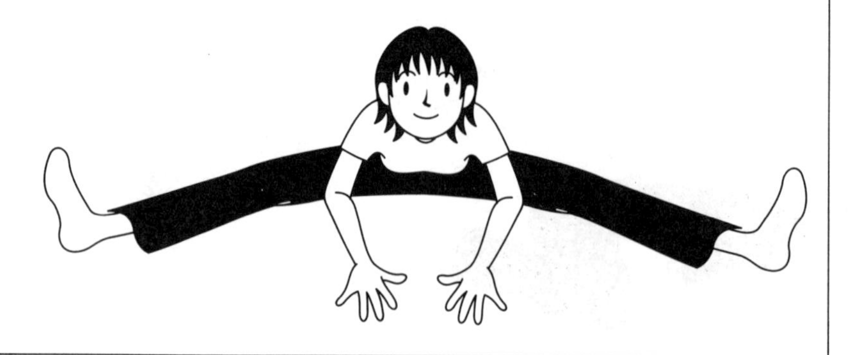

●伸展大腿內側與倒向體側

①雙腿打開，手臂在頭後交疊。
②上身倒向側面，手肘碰到膝的外側，在感覺舒服的位置停止。(數20下)

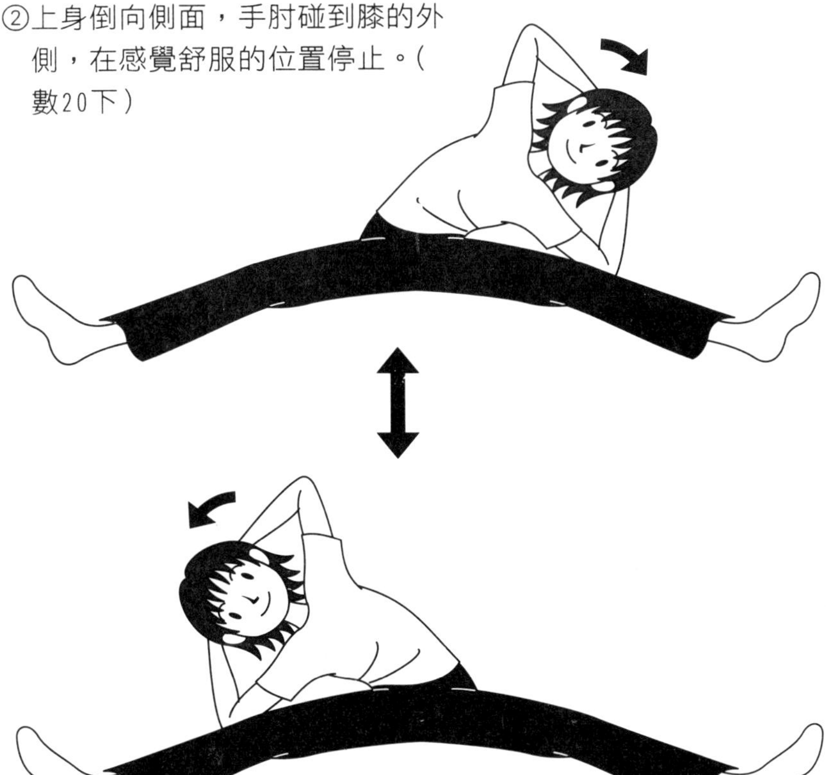

③左右交互進行。

●伸展大腿內側

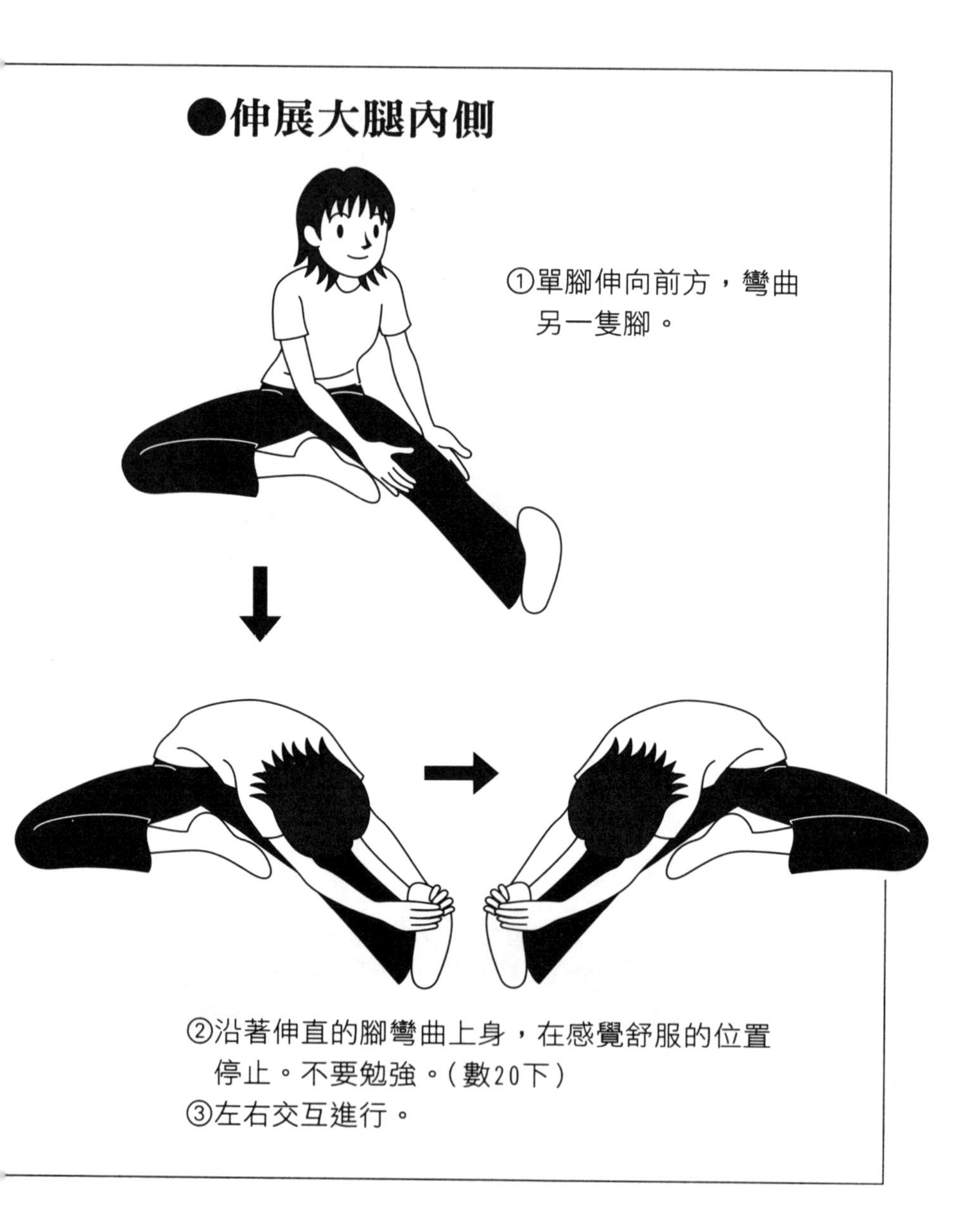

①單腳伸向前方，彎曲另一隻腳。

②沿著伸直的腳彎曲上身，在感覺舒服的位置停止。不要勉強。（數20下）

③左右交互進行。

●伸展大腿內側

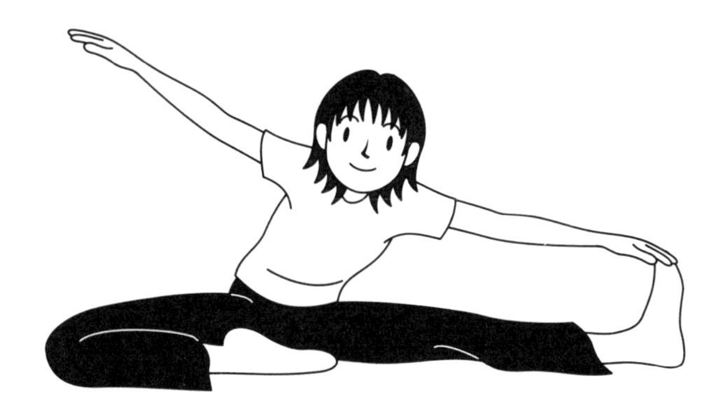

①單腳朝側面打開。

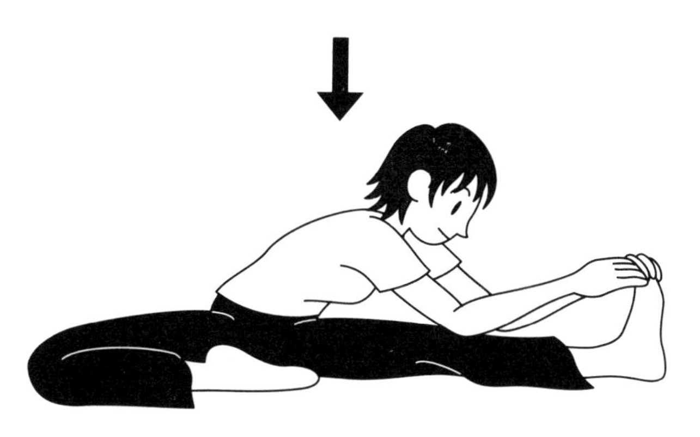

②沿著伸直的腳彎曲上身，在能力所及的範圍內進行。(數20下)

③左右交互進行。

對肩膀酸痛有效的促進血液循環體操

消除肩膀酸痛的關鍵，在於促進全身的血液循環。每天持續進行使停滯的血液順暢流通的特效體操，對於頭暈、高血壓等都有效，甚至可以預防痴呆。

●手掌的前後運動(1)

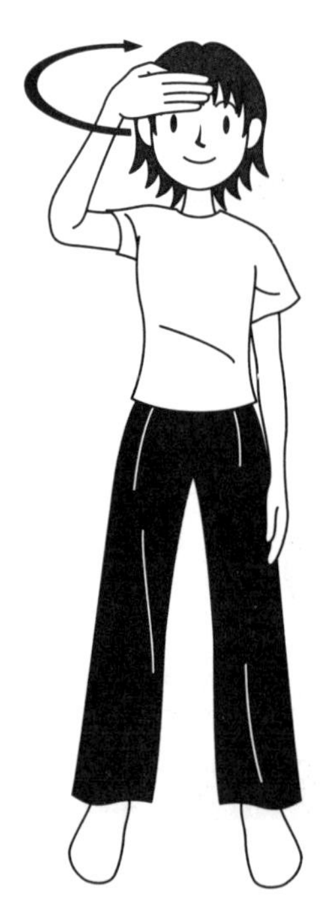

①好像撩撥頭髮似的，手掌由前往後繞。

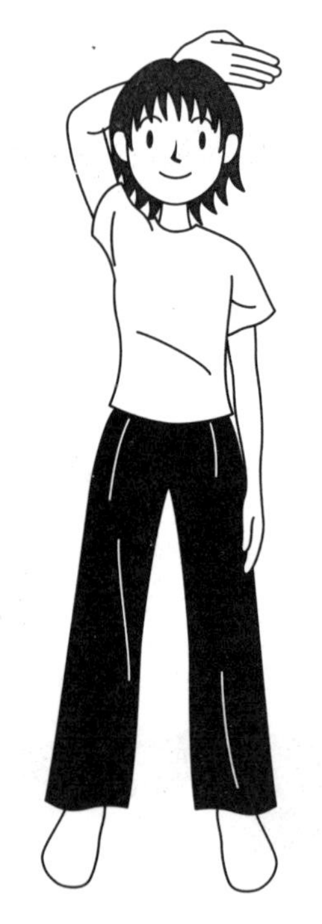

②動作相同，由後往前移動。

③換手，左右交換進行。

●手掌的前後運動(2)

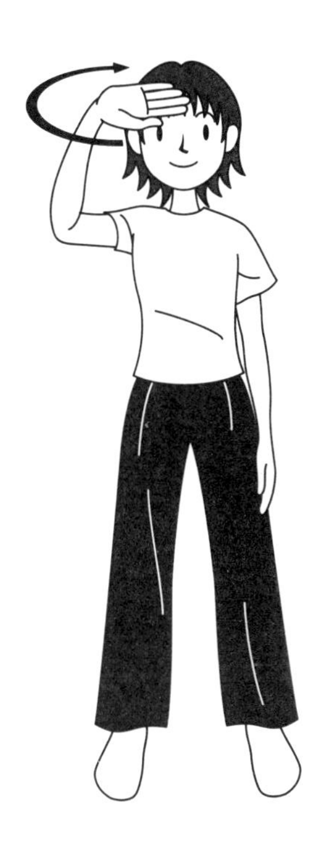

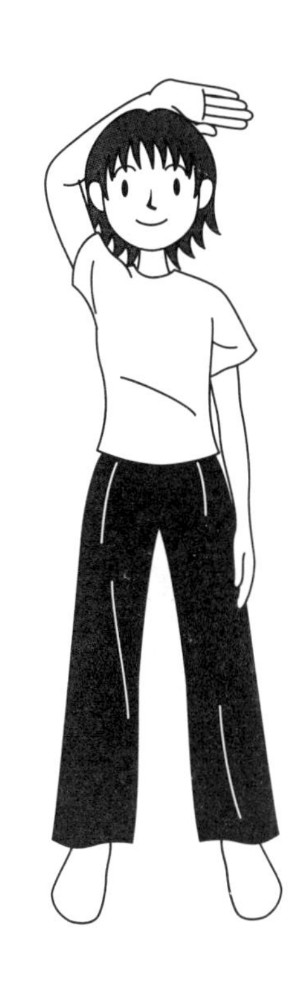

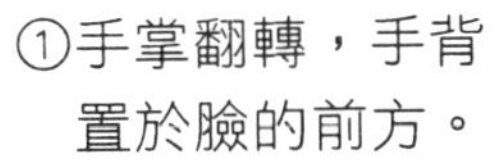

①手掌翻轉，手背置於臉的前方。

②大幅度往後繞，再以相同的動作往前繞。

③另一隻手反覆進行同樣的運動。

●手臂在頭後方交疊的前屈體操

重 點

◎做完腳跟抬起放下運動的人（80頁），只做前屈運動也無妨。（這時要靜止10秒～30秒）

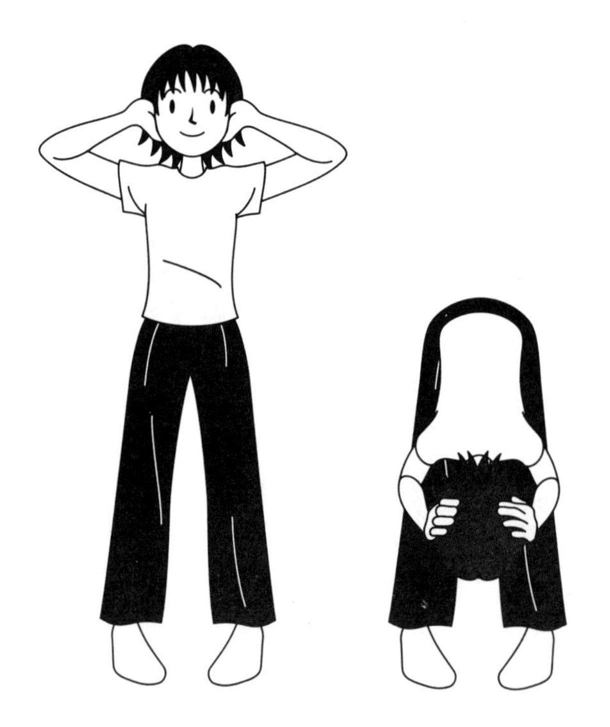

①肩膀和手臂不要用力，挺直背肌，筆直站立。
②手臂在頭後方交疊，往前彎曲。
③直視前方，腳跟抬起、放下。（5～10次）

●手臂大繞環

重　點

◎手臂來到頭上時，手臂和手掌盡量呈直角。

◎照鏡子確認　的姿勢是否左右對稱。

◎腿保持內八字的狀態。

（①～⑤為1次，共做3～5次）

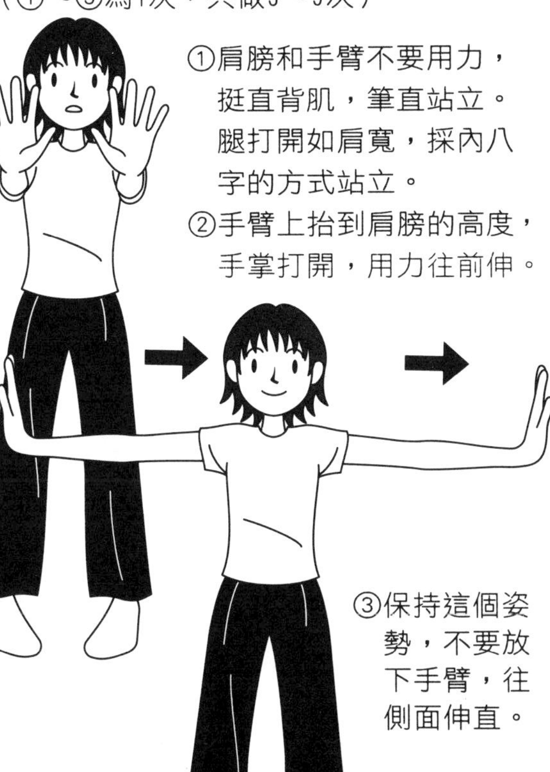

①肩膀和手臂不要用力，挺直背肌，筆直站立。腿打開如肩寬，採內八字的方式站立。

②手臂上抬到肩膀的高度，手掌打開，用力往前伸。

③保持這個姿勢，不要放下手臂，往側面伸直。

④手掌保持原先的狀態，手移到頭上。這時，眼睛看著手指移動的方向。

⑤手回到②的姿勢。(②～⑤做3～5次)

●上半身的前屈體操

重　點

◎挺直背肌，直視前方或上方。只要做到前屈的程度即可。

◎即使手沒有著地也無妨。

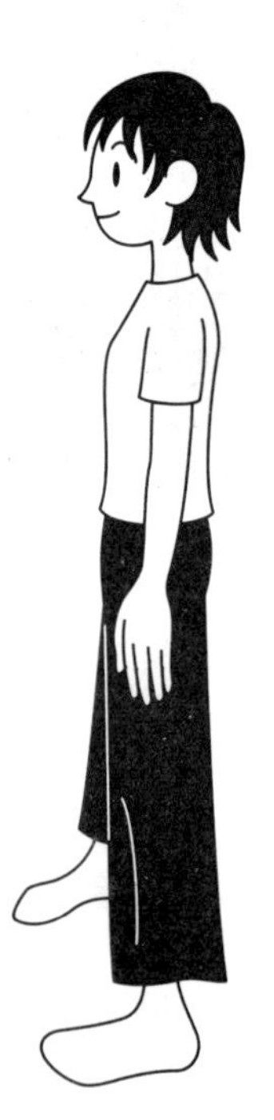

①手臂和肩膀不要用力，挺直背肌，筆直站立。腿打開如肩寬，採內八字的方式站立。

←……

直視前方
（直視上方，更能增加促進血液循環效果）

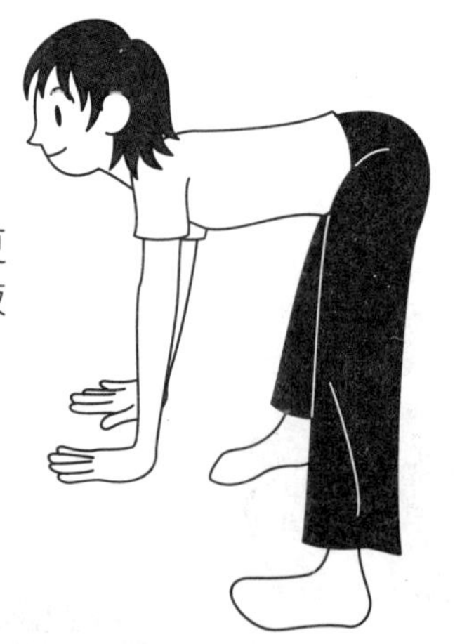

②腰部以下保持原來的姿勢，上半身往前彎曲，手著地。（保持這個姿勢，靜止10秒～30秒）

●腿前後打開的前屈體操

重　點

◎前屈動作難以進行的人，即使手沒有著地也無妨。

◎手指的動作與田徑賽短跑時的起跑動作相同。

①彎曲單腳，另一隻腳拉到後方。

②挺直背肌，手著地。

③臉面向正前方。（保持這個姿勢，靜止10秒～30秒）

④結束之後，兩膝併攏，彎曲後站立。

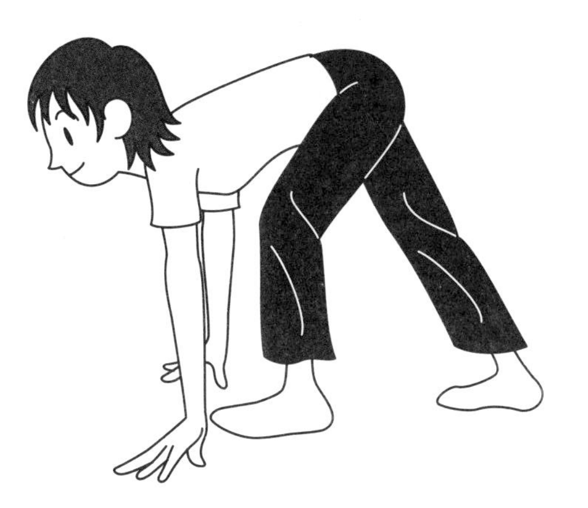

從今天開始的
宮畑式肌力訓練課程

1. 腹式呼吸
慢慢的做10次×1套。時間充裕時，可以做20次。

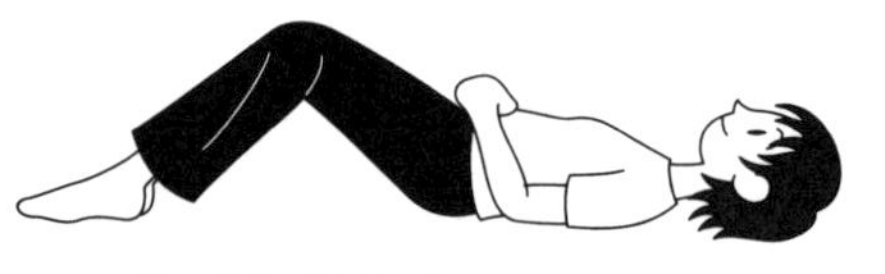

2. 調整身體運動（腰痛體操）
慢慢的做10次×1套。時間充裕時，可以做20次。

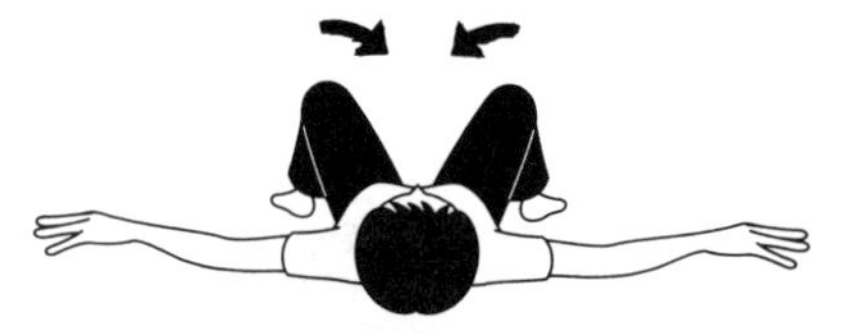

3. 原地踏步
30次～50次。視當天的身體狀況而定，手可以縮小或增大擺盪的幅度。

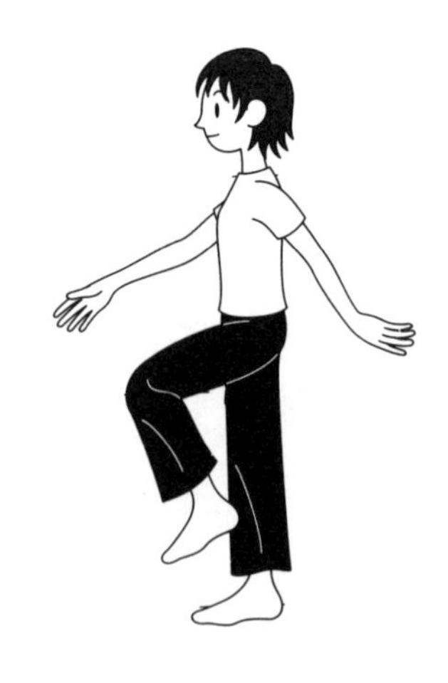

4. 頸部運動
前後、左右扭轉、各做10次。

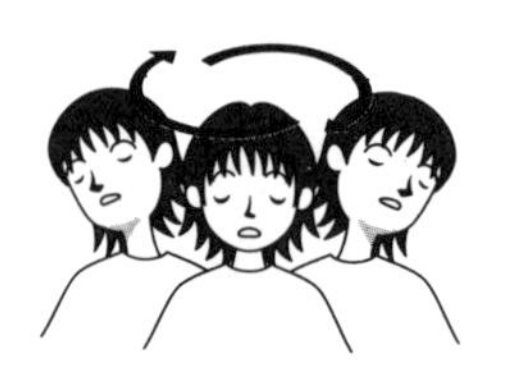

5. 在椅子上做打水運動
左右為1次，共做10～20次。

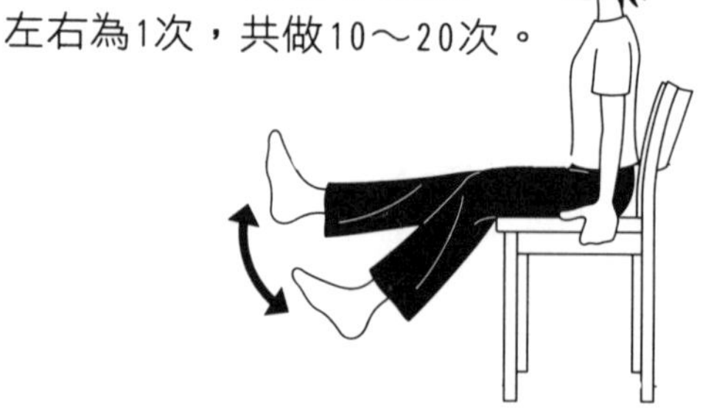

7. 腳跟上抬（小腿屈舉）、腳尖上抬（舉踵）

各自做20次×2～3套。具有預防跌倒的效果。初學者可以將椅子當成輔助。

6. 深蹲

10～30次×2～3套。

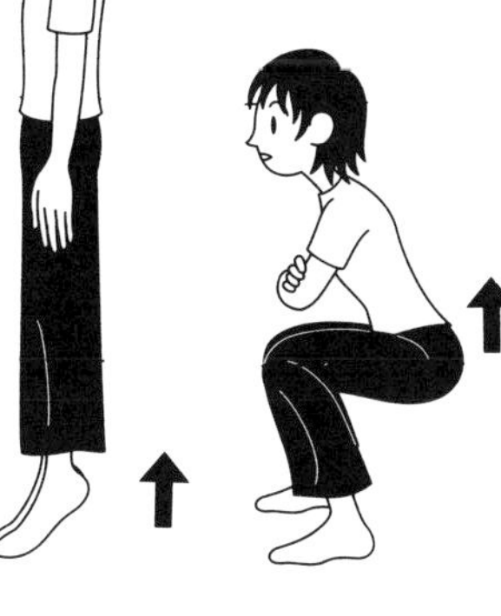

8. 猜拳體操

10～20次×1～2套。

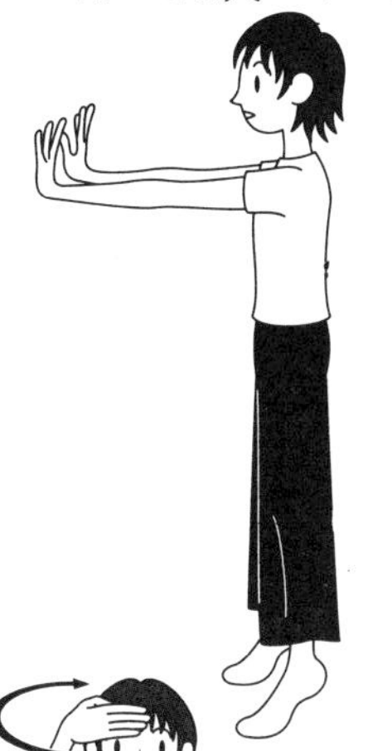

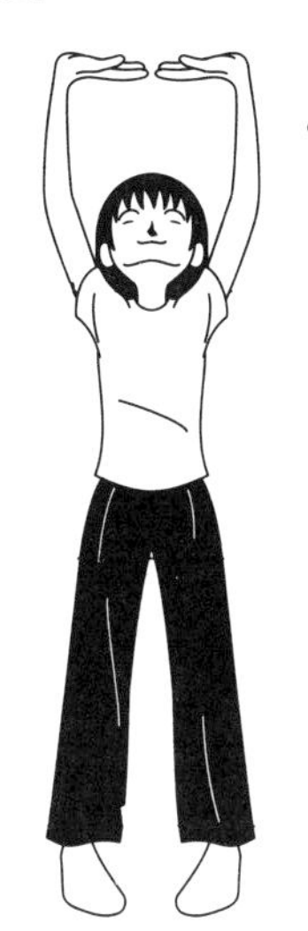

9. 單腳踏出

左右為1次，做10～20次×1～3套。

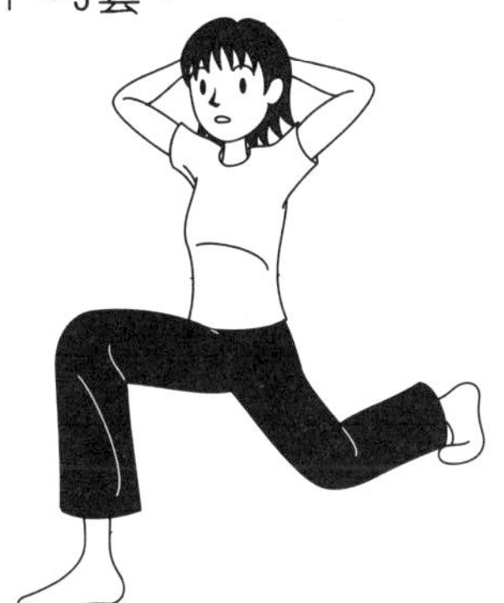

10. 促進血液循環體操

前、上、側面體操，進行3～5次，就能增進健康。

12. 腹肌（軀幹屈舉）

10～30次×1～3套。

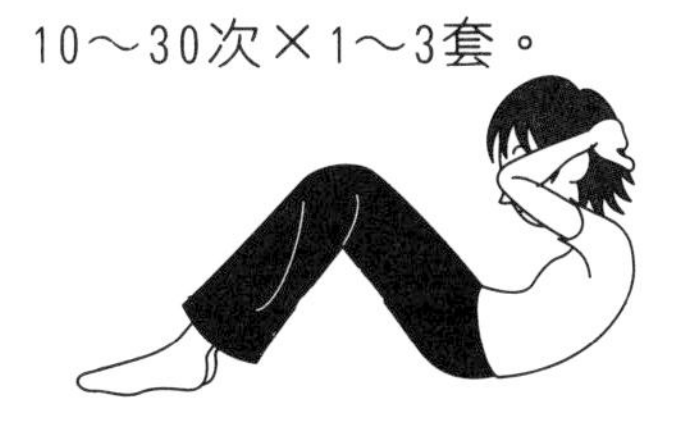

11. 肩膀酸痛體操

20～30次×1～2套。

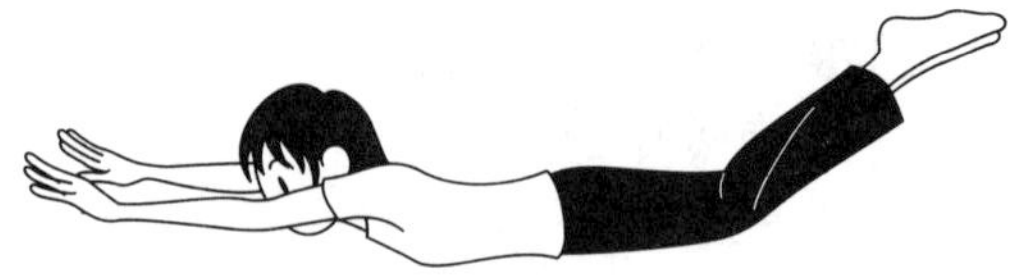

14. 伏地挺身
5～20次×1套。

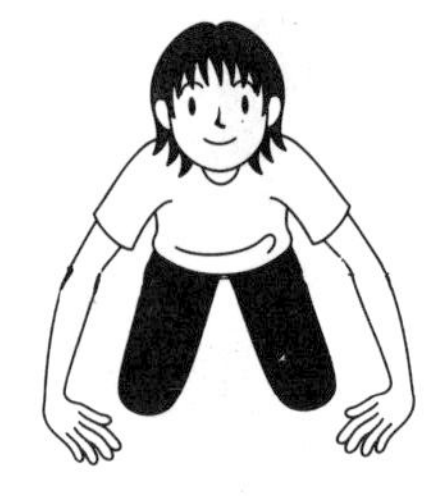

13. 上體後屈
（俯臥體後屈）
10次×1～3套。視當天的身體狀況進行調整。

宮畑先生的建議

這只是其中的一個例子。前述的數字，較少的次數適合初學者，較多的次數適合中級、高級者。高齡者的身體狀況經常改變，運動時，必須視當天的身體狀況進行調整，不要勉強。

做完全部的訓練項目，約需費時一小時。與其花長時間進行，不如每次做十分鐘、二十分鐘，持續進行，效果更佳。每天可以從上述介紹的十四種課程中挑選五種進行。不要偏重同一課程，就像食物一樣，不可偏食。

中高年齡層的健康運動，應該進行活動全身肌肉的訓練。鍛鍊特定肌肉的訓練，會破壞整體的平衡。至於特別訓練衰弱的部位則是例外。大原則是「必須鍛鍊全身肌肉（尤其是大型肌肉）」。

持續進行二～三個月後，就會發現體力大增。這時，可以擬定適合自己的訓練課程。自己的健康要由自己創造。

99年度銀髮族元氣補習班結束後學員的問卷調查

Q1 自己的運動程度如何？

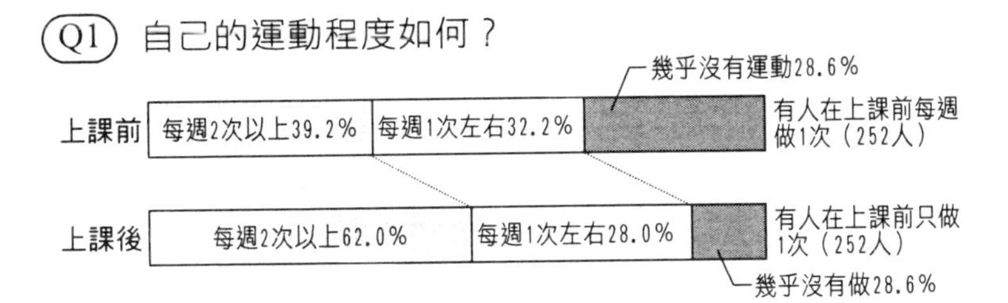

Q2 與上課前相比，疾病的症狀和看門診的次數？

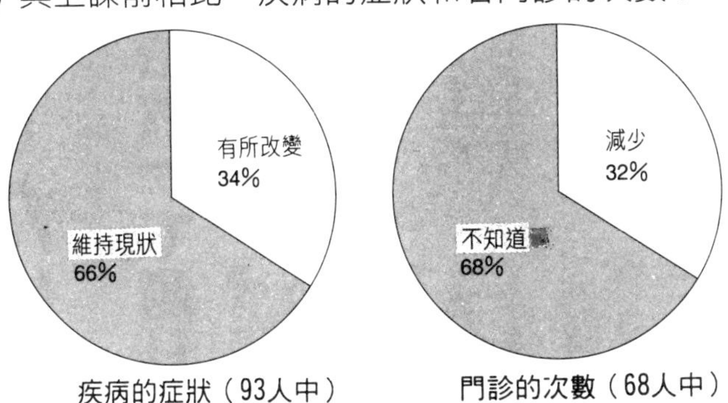

疾病的症狀（93人中）　門診的次數（68人中）

Q3 慢性身體失調的症狀情況如何？

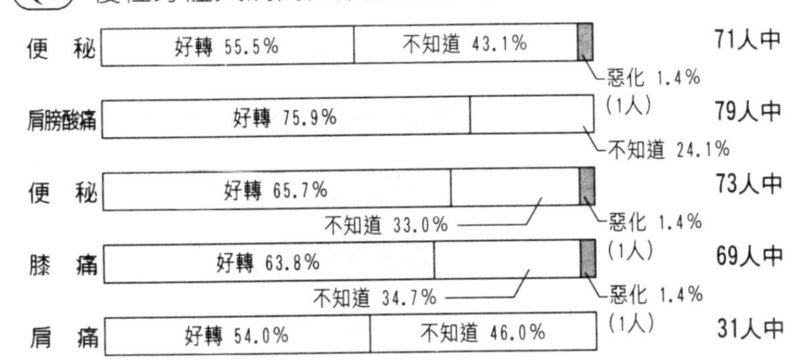

創造體力的運動以安全為優先考量。以下為注意事項

利用「心跳次數」測量運動強度配合自己的步調

到底要做多少運動才能創造體力呢?

中高年齡層的運動要適度。

專業的測定方法很多，通常是以「心跳次數」為判定的標準。

心跳次數與運動強度呈正比而增加。增加的方式因人而異。個人運動能力高，則心跳次數少。

測量心跳次數的方法非常簡單。只要右手手指抵住左手腕的動脈加以計算即可。數十五秒再乘以四倍，就可以算出一分鐘的心跳次數。最初可能不習慣，多做幾次就會熟練了。

運動不足的人，可以先從輕鬆的課程開始練習。不過，如果一直維持現狀，則無法提升體力，最好慢慢的

■10秒內測定的目標心跳次數

	50歲層	60歲層	70歲層	80歲層
沒有體力的人	24	23	22	21
體力普通的人	25	24	23	22
有體力的人	26	25	24	23

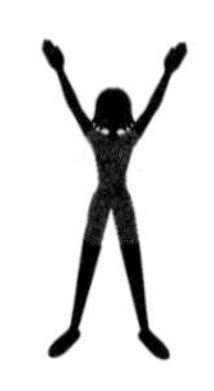

增加強度。

參考一六二頁的圖表，不僅能夠期待運動效果，也可以掌握不會損傷心臟的「適當」範圍。

另外，還有一個更簡單的方法。亦即觀察運動中的自覺症狀來決定運動強度。這是一位名叫波爾格的學者想出來的方法。運動強度分為「非常難受」、「相當難受」、「難受」、「有點難受」、「輕鬆」、「相當輕鬆」、「非常輕鬆」等數個階段。

這些自覺症狀與個人運動時的心跳次數增加方式一致。因此，在指導高齡者運動時，我會建議他們進行到自覺「輕鬆」、「有點難受」的程度即可。

肌肉痛對策從運動後的伸展開始

做過幾項本書所介紹的肌力訓練之後，許多人最初會出現肌肉痛的現象。高齡者即使不是在第一天，也會在幾天後出現。

「年紀大了，無法再創造體力了……」

不可因此而放棄，肌肉痛就證明訓練產生效果。

肌肉具有超越疼痛，使自己變得更強韌的力量。專家稱此種力量為肌肉的「超復原」，這是可喜的現象。超復原與年齡無關，任何人都有這種現象，要將其視為肌肉變強韌的訊息。

不過，疼痛不能坐視不管。運動後，最好做伸展運動（一四〇頁的「調整身體運動」等）或泡澡，藉此放鬆肌肉，就能消除疼痛。

很多人在開始運動時，經常會因為疼痛而不知道是否應該持續下去。如果是輕微的疼痛，則進行準備運動就能去除。利用原地踏步或伸展體操等，促使血液或淋巴液順暢流通，就能迅速消除疼痛。

此外，肌肉痛並非肌肉或關節等的異常，請大家放心。

避免運動的時間

中高年齡層的肌力訓練，最值得注意的是「安全性」。原本是為了健康而做運動，但若是因此而引起疾病或傷害，那就得不償失了。以下歸納出運動時的注意事項。

①身體欠佳時要停止訓練。體溫升高到三十七度以上，安靜時的脈搏跳動次數

一分鐘到達九十次以上時，就要休息。
②吃完飯或喝完酒之後不要做運動。空腹做運動也會損害健康。
③睡眠不足或宿醉時，都不可以做運動。
④做完運動時，不可泡澡或洗熱水澡。
⑤夏天避免長時間運動。夏天運動容易流汗，最好經常補充水分。
⑥冬天運動時，注意室內的保溫，穿著不易感冒的運動服。
在訓練的過程中，出現以下的情況時，必須立刻停止運動。
①產生強烈的倦怠感。
②發冷、冒汗。
③頭痛。
④頭暈。
⑤呼吸困難。
⑥胸苦悶。
⑦肌肉、骨骼疼痛或不舒服。
⑧小腿肚抽筋。

⑨意識模糊。

⑩眼神飄忽。

⑪嘴唇發紫。

⑫腿不聽使喚。

⑬想吐。

⑭產生嚴重的疲勞感。

有時本人並未察覺身體異常，一起訓練的人如果發現有人出現以上的症狀，就必須立刻要求他停止運動。

尤其是有以下情況的人，在開始運動之前，必須先得到醫師的同意。

①有心臟病的人。

②有狹心症的人。

③有腦血管障礙的人。

④心律不整的人。

⑤因為腎臟病而血壓偏高的人。

配合自己的身體狀況，從簡單的運動開始

每天只運動十分鐘、二十分鐘也無妨。如果每天都努力的做運動，那麼，一週進行兩、三次即可。持續一年看看，效果絕對超乎你的想像。

「年紀大了，身體無法負荷」、「原本就不擅長運動……」這些都是藉口。想健康的度過每一天，那麼一天十分鐘、二十分鐘的投資，應該是很划算的。

提倡啞鈴體操的鈴木正成先生就呼籲「每天拿出三十分鐘的人生吧！」健康是要靠自己創造的，別人無法和你分享。不自己找出適當的訓練時間，當然就得不到健康。

本章的最後，就來探討能夠長期持續運動的祕訣。

最初，可以從簡單的運動開始。像本書所提到的「運動時將椅子當成輔助」（參考一二四頁），藉此就能夠減輕對肌肉和關節的負擔，是屬於較輕鬆的運動。就從這些運動開始，配合自己的身體狀況，慢慢的增加強度（次數）。輕鬆的持續一～兩個月，就能找出自己的步調。每天持續三十分鐘最為理想。

首先，應該擬定適合自己的計畫。

最令人擔心的是，一開始就奮力衝刺的人，可能只做一週就覺得呼吸困難，不得已只好中止。

為避免發生這種情況，最初只需用五成、六成的力量，留下餘力，暫時結束運動。等到掌握自己的步調後，再慢慢的增加運動量。

有人會將運動當成每天必須要完成的工作，我並不贊成這種做法。將其當成必須完成的目標時，很容易產生挫折感，無法長久持續下去。

此外，醫師診斷可能罹患生活習慣病而要求進行改善運動的人，在血壓或膽固醇值恢復正常之後，往往會停止運動。然而，一旦中止運動，可能會再度回到危險範圍，所以必須要持續運動，才能發揮長期的效果。

持之以恆發揮力量。做運動記錄代替日記

想要持之以恆，不妨每天做「記錄」。

在我所主持的訓練中心「SUN PLAY」裡，包括職業運動選手以及為了增進健康而前來的高齡者。我通常會請他們做運動日誌。

藉此，可以親眼目睹自己體力的提升。就像孩提時代做零用錢帳本一樣，看到

數字不斷的增加，心情也會逐漸開朗，彷彿恢復年輕似的。

三鄉市「銀髮族元氣補習班」的全體成員，也都要做記錄。此記錄表刊載於次頁，供各位參考。

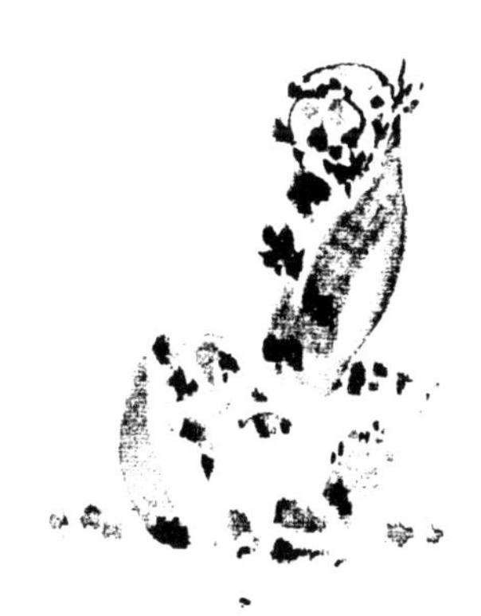

「健康檢查表」　　　　　　　　姓名＿＿＿＿＿＿＿

健康檢查項目		體重		一天走路的距離或步數	半夜產生尿意而醒來的次數	半夜起床上廁所的次數	身體的疼痛 ①肩膀酸痛 ②關節、手肘、膝、腰等 ③便秘　日數
		早	晚				
例	6/10	50	51	5000步	2次	1次	①腰部輕微疼痛③ 2 天內消除疼痛
1							
2							
3							
4							
5							
6							
7							
8							
9							
10							
11							
12							
13							
14							
15							
16							
17							
18							
19							
20							
21							
22							
23							
24							
25							
26							
27							
28							
29							
30							
31							

※影印下來，活用於每天的訓練中。

『每天都很有元氣的努力表』

運動與鍛鍊的部位		大腿	大腿	足脛	小腿肚
例	6/10	10 次×3 套	10 次×2 套	10 次×3 套	10 次×3 套
1					
2					
3					
4					
5					
6					
7					
8					
9					
10					
11					
12					
13					
14					
15					
16					
17					
18					
19					
20					
21					
22					
23					
24					
25					
26					
27					
28					
29					
30					
31					

跳躍 全身	腹式呼吸 腹部	肩膀	手臂

運動與鍛鍊的部位		手臂	胸部	搖籃動作 全身
例	6/10	10 次×3 套	10 次×2 套	10 次
1				
2				
3				
4				
5				
6				
7				
8				
9				
10				
11				
12				
13				
14				
15				
16				
17				
18				
19				
20				
21				
22				
23				
24				
25				
26				
27				
28				
29				
30				
31				

給老煙槍的建議
「吸煙會縮短壽命」

對於老煙槍而言，戒煙是健康長壽的重要課題之一。在距今20年前，英國國家醫師會曾經發表「吸一根煙會縮短5分30秒的壽命」的說法。後來，美國、瑞典、加拿大、澳洲等各國，也公布相同的報告，於是廣泛呼籲戒煙。在日本，已故的國立癌症中心總長石川七郎先生，發表了「吸一根煙會縮短14分30秒的壽命」的數字之後，大眾傳播媒體開始爭相報導吸煙的害處。關於其害處，在此不再贅述。不過，已經知道吸煙和癌症、心臟病等有密切的關係。因此，吸煙可謂「慢性自殺」的行為。想要健康長壽的人，最好立刻戒煙。到目前為止，並沒有任何調查報告指出吸煙能夠延長壽命，今後也不可能出現這種報告。

再者，吸煙會危害周圍的人，大家應該都聽過「二手煙」吧！即使是沒有吸煙的人，也會受到香煙冒出的煙的影響。不吸煙的人，不得不吸入二手煙及吸煙者吐出的煙，所以影響甚至遠大於吸煙者。根據某項疫學調查顯示，如果丈夫一天吸50根以上的香煙，則不吸煙的妻子罹患肺癌的死亡率高達二倍以上。最近，公共場所全面禁煙，令許多老煙槍感到羞愧。也許愛煙家應該改稱為「哀煙家」吧！

第四章
藉著肌力訓練保護中高年齡層遠離生活習慣病

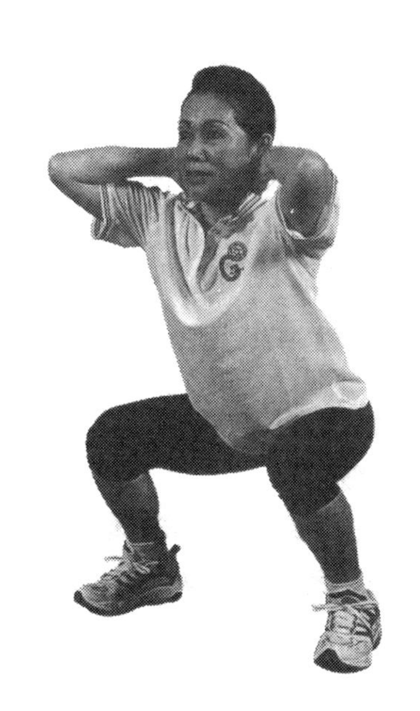

「創造健康」的第一步，解決運動不足

活動身體是長壽的祕訣

目前已經出現許多活動身體有益健康的調查和研究。

最為人所熟知的是，針對倫敦雙層巴士的駕駛和車掌的「心臟」所進行調查的摩里斯醫師（英國）的報告書。

如下表所示，調查結果顯示，駕駛的心臟病發生率和死亡率都高於車掌。

摩里斯醫師認為，原因在於「工作上運動量的差距」。

駕駛一直坐在駕駛座上握著方向盤開車。車掌則來回奔波於上下層的車廂中。因為運動量的差距，導

■1,000 人中的心臟病發症者
（根據克勞斯等人的調查，1961 年）

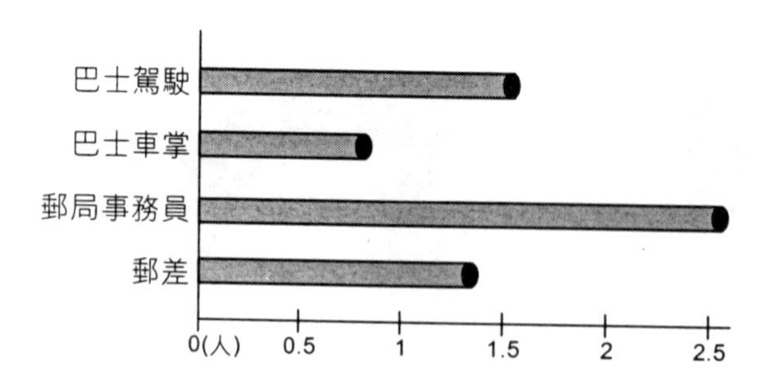

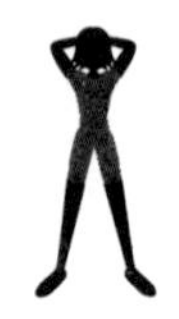

致壽命的不同。這是在說明運動的重要性時經常會被引用的資料。

另外，還有很多職業和心臟病的相關報告。由此可知，從事經常活動身體的工作，就不容易罹患心臟病。而很少活動身體的事務性工作，心臟病的發生率高達三十％以上。

「運動的人」和「不運動的人」壽命相差五年

運動習慣與長壽有關的調查，以美國史丹佛大學的帕芬巴加教授的報告最為著名。以美國哈佛大學一萬七千名的畢業生為對象，持續十年，進行生活形態與壽命關係的追蹤調查。

調查結果顯示，一天爬樓梯五十階以上的人與沒有爬五十階以上的人相比，心肌梗塞所造成的死亡率低二五％。

帕芬巴加教授認為，養成一週消耗二千大卡熱量運動習慣的人，壽命可以延長一．三年，沒有吸煙習慣為二．三年，沒有壓力為二．七年，不肥胖為一．一年，長壽家族則為○．八年，提出能夠延長壽命的報告結果。

也就是說，藉著運動能夠產生消除壓力、預防肥胖等效果。總計可以延長壽命

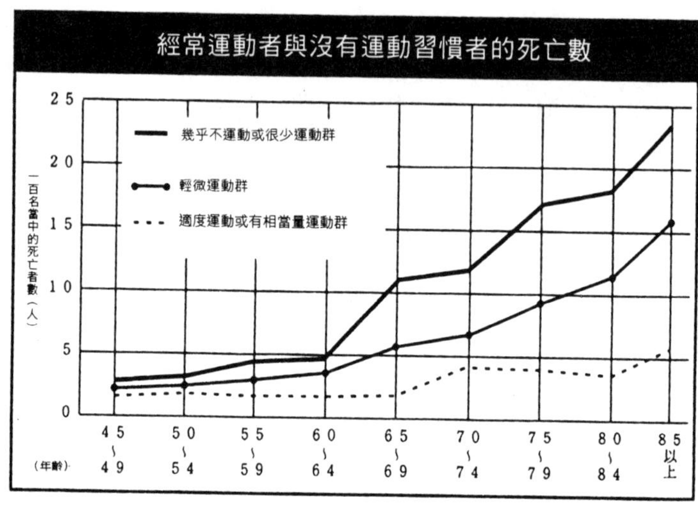

（根據哈蒙德博士的調查）

五年，這確實是頗耐人尋味的資料。

現代人外出乘車，而且家事自動化，很少活動身體。然而，這並不是值得鼓勵的生活形態。現在開始還不遲，若是希望自己年輕五歲，則必須儘早養成活動身體的生活習慣。

「肥胖」藉肌力運動創造不易發胖的體質

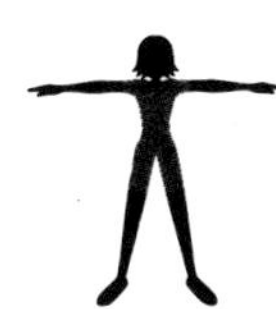

「容易發胖的體質」與「不容易發胖的體質」的不同

女性聚集在一起，一定會討論減肥的話題。

對女性而言，輕鬆瘦身是永遠的夢想。

解讀肥胖基因，將其活用於減肥中，恐怕還要花很長一段時間。在此之前，只能從飲食和運動兩方面著手。

有人會選擇節食，他們的藉口是「很忙，沒時間做運動」、「運動消耗的熱量並不多」。

走一萬步消耗的熱量約為三百大卡，只有兩小瓶啤酒的熱量。也就是說，與其運動，不如少喝兩小瓶的啤酒更輕鬆。

這些人是無法正確了解運動效果的人。藉由運動消除肥胖的效果，不只能夠消耗熱量，同時還能改善體質，使「容易發胖的體質」變成「不容易發胖的體質」。

經常有人抱怨：「吃等量的食物，為什麼有人不會發胖，而我卻會發胖呢？」

熱量代謝的內容

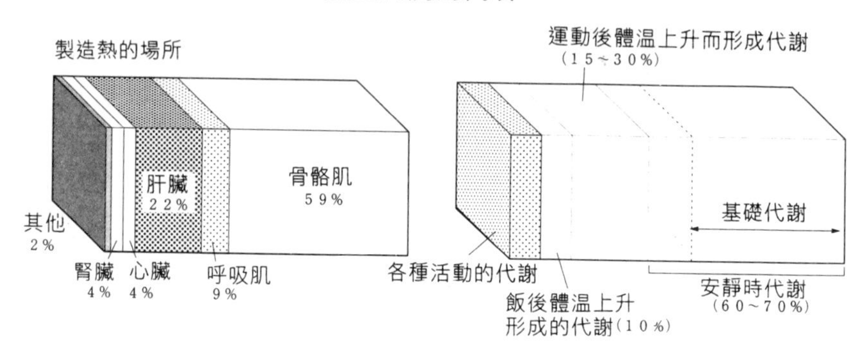

這是因為容易發胖的人其基礎代謝較低的緣故。

基礎代謝是指，躺在床上時所消耗的熱量。並不是為了運動，而是為了維持體溫所消耗的熱量。

基礎代謝較高的人，無論是躺著或活動時，都會充分消耗熱量，所以不易發胖。然而，基礎代量較低的人，屬於熱量消耗低的節省型，會積存脂肪，亦即容易發胖。

基礎代謝量高的人，什麼也不做，光是躺著就能變瘦。

積存在人體內的熱量源，來自於糖原（肝糖）和脂肪。糖原是可以藉著運動積極消耗掉的熱量，安靜時會保存下來。另外，脂肪則是運動時和安靜時都會消耗的熱量。

基礎代謝量較高的人，光是躺著，就能使脂肪旺盛的分解掉。

隨著年齡的增長，身體的「基礎代謝」減退

年輕時很苗條，然而到了中高年齡時卻突然發胖。原因之一就是「基礎代謝」。

隨著年齡的增長，基礎代謝量會減退。二十歲時的基礎代謝量為一百時，則五十歲時會降低為九十。亦即降低十%。

假設身高一六〇公分、體重五十五公斤的二十歲女性，基礎代謝消耗的熱量一天平均為一三五〇大卡，則五十歲時，就會降低為一二二〇大卡。

雖然差距只是一三〇大卡，但卻不可以輕忽它的存在。

想要利用運動消耗這些熱量，就必須跑四千五百步才行。即使只有一三〇大卡的熱量，可是

年齡與基礎代謝標準值

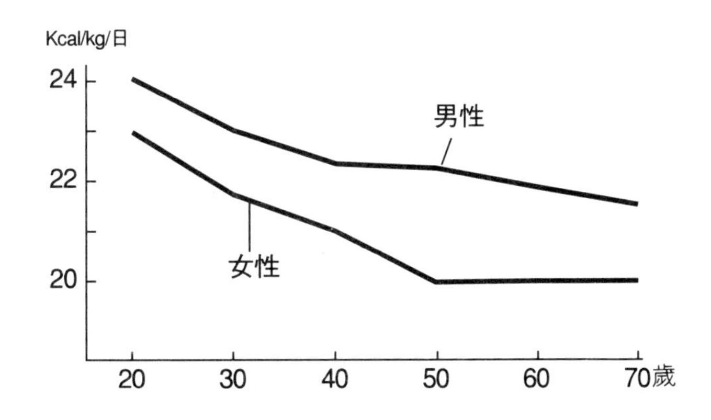

每天蓄積，就會「積沙成塔」。

問題在於基礎代謝量減退，分解脂肪的力量衰退時，脂肪就會積存在內臟。中年發胖，腹部凸出的人，就是脂肪大量附著在內臟所致。內臟脂肪會成為高血壓、動脈硬化、糖尿病等生活習慣病的根源。

要維持健康，就必須防止基礎代謝量的降低。最好的方法，就是藉著運動增加肌肉量。

體內最大的熱量燃燒場所是心臟和肌肉。肌肉在體內所佔的面積相當大，消耗的熱量也最大。

反之，肌肉少的人，燃燒熱量的場所有限，而沒有燃燒掉的熱量就會成為脂肪蓄積在體內。

脂肪和肌肉替換，創造出不容易肥胖的體質。最好的做法是進行肌力訓練。運動包括鍛鍊肌力的運動（無氧運動），以及有氧運動或慢跑等提高心臟或肺功能的運動（有氧運動）。

二者相較，有氧運動較適合高齡者。不僅不易損傷關節，還能吸收氧、燃燒脂肪，有助於預防生活習慣病。

不過，請仔細思考一下。運動時，能夠消耗熱量的場所是肌肉。肌肉藉著分解糖原或脂肪而展現活動。當有大量成為熱量源的脂肪但能夠加以消耗的場所（肌肉）又很少時，則運動效果會減半。因此，在進行走路等有氧運動之餘，也要適當的鍛鍊肌力。這就是運動心理學的新想法。

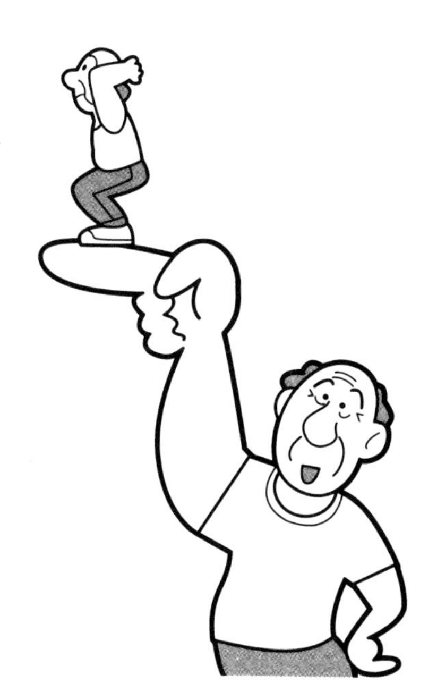

「高血壓」養成運動習慣能減輕高血壓的危險性

運動後血壓會下降

運動具有預防及治療高血壓的效果。

也許大家認為隨著年齡的增長，血壓升高是理所當然的事，但還是要切記，它也可能會提高心臟病或腦中風的危險性。

這種疾病最可怕之處是，和糖尿病同樣的，如果疾病沒有惡化到某種程度，根本不會出現自覺症狀。

治療通常是使用降血壓的降壓劑，但並非藉著藥物去除原因，所以不能依賴藥物，必須重新評估日常的生活習慣。特別值得注意的是飲食生活和運動。

以下將焦點放在運動上，繼續深入探討。

昔日，福岡大學的荒川規矩男教授等人，調查運動和血壓的關係。將高血壓症的人分為運動群和不運動群，持續十週，調查血壓的變化。結果如下頁圖表所示，運動群的血壓有下降的趨勢。

此外，美國賓州大學對畢業生進行追蹤調查。結果發現，大學時代進行劇烈運動的人，長期不會罹患高血壓。各地的醫療機構，也以不同的形式發表上述的調查結果。

初期階段的高血壓，不要考慮使用藥物，可以先進行運動。這是現代預防醫學的常識。經過定期檢查，醫師認為血壓偏高時，不妨和醫師商量採取運動療法。本書所介紹的肌力運動，既簡單又安全。即使是沒有運動習慣的人，也可以立刻開始實行。

事實上，三鄉市的「銀髮族元氣補習班」就展現驚人的成果。

運動能夠降血壓

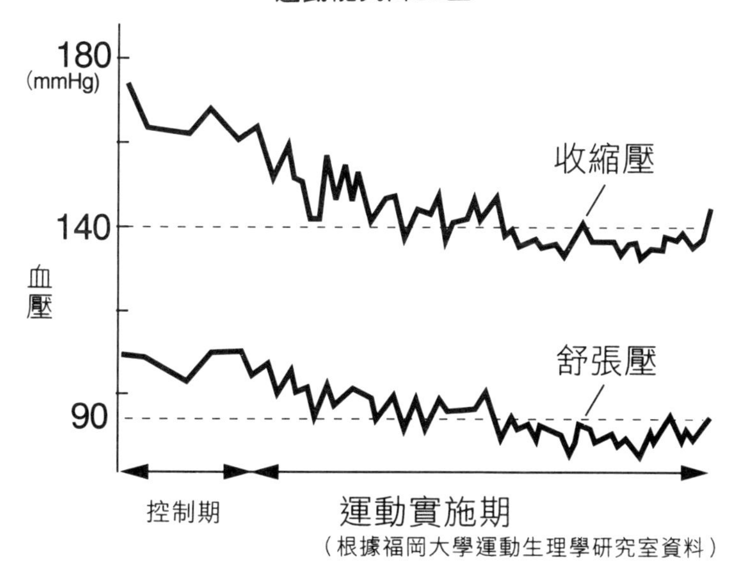

（根據福岡大學運動生理學研究室資料）

藉著運動重新拾回富於彈性的血管

接著，來探討一下運動能夠降血壓的理由。

首先是改善血液循環。要讓血液送達身體各個角落，光是靠心臟的功能根本不夠，還需要活動手臂或腿部肌肉的運動。亦即肌肉的幫浦作用（參考二〇二頁），能夠幫助心臟，促進血液循環。

血液循環順暢，就能改善動脈硬化。動脈硬化是，血管有膽固醇或中性脂肪積存、血液的通道狹窄而引起的疾病。藉著運動，使血液循環順暢，積存在血管的脂質溶出，就能夠重新拾回富有彈性的血管。

養成適度運動的習慣，體內就會增加降血壓的物質（牛磺酸等）。

牛磺酸是魚貝類含量豐富的一種氨基酸。對交感神經發揮作用，能夠降血壓，同時減少血液中的膽固醇，防止動脈硬化。牛磺酸等物質會增加的理由，目前不得而知，但是已知藉著運動，能夠提高其在體內合成的作用。

血壓和壓力有密不可分的關係。活動身體，緩和交感神經的緊張，就能夠減少使血壓上升的荷爾蒙的分泌量。

然而，具有降壓效果的只有適度運動而已。例如，舉重等要先停止呼吸再持續努力的運動，或是激烈的跑步等，反而會使血壓上升，必須特別注意。

重度高血壓患者在開始運動之前，要先和醫師商量，接受心電圖等的檢查，確認是否可以運動。

使血壓穩定的深呼吸

降血壓的方法，建議各位進行的是，本書所介紹的準備運動中的腹式呼吸。

血壓容易受到呼吸的影響，醫師們早就具備這個常識了。在測定血壓時，醫師會說：「先做深呼吸。」深呼吸具有安定身心的效果，為了測定平常的血壓，通常會建議患者先做深呼吸。

事實上，深呼吸後，會使血壓大幅降低三十㎜Hg。

某業界健康保健公會發表了調查腹式呼吸與血壓關係的資料。

根據資料顯示，罹患高血壓症的二十名男性，分為接受腹式呼吸指導（一天兩次，每次五分鐘）群以及未接受指導群，觀察血壓變化。結果，接受腹式呼吸指導群，在進行腹式呼吸之前收縮壓為一六九㎜Hg。進行腹式呼吸三個月後下降為一四九mmHg。

這是深呼吸帶來的好影響。印度瑜伽也納入腹式呼吸，對血壓能夠發揮良好的作用。

深呼吸對降血壓有效的原因目前不得而知，但已知它可以對腦中樞產生作用，促使血壓穩定。血壓偏高的人，早晚要很有耐心的進行腹式呼吸。

不只是銀髮族元氣補習班，本訓練中心開始進行訓練之前，一定會指導學員進行腹式呼吸。除了降血壓的效果外，還具有放鬆身心的效果，而且可以防止痴呆，提高集中力。

「高血脂症」最佳的身體狀態來自乾淨的血液

膽固醇的問題在於好壞膽固醇的平衡

檢查血液時，是否發現中性脂肪或膽固醇值偏高呢？

膽固醇以各種形態存在於體內，合計值稱為「總膽固醇」。總膽固醇的標準值為一三〇～二二〇毫克，中性脂肪的標準值為三十～一五〇毫克。任何一項數值偏高都要特別注意。

一般人將膽固醇視為不好的物質，實際上，它是製造細胞和荷爾蒙等的材料，是身體不可或缺的重要物質。

膽固醇分為好膽固醇（ＨＤＬ）和壞膽固醇（ＬＤＬ）兩種。提到好壞，很多人會認為一種是好的，一種是無用的。然而，兩者卻都是不可或缺的物質。兩種膽固醇在體內具有完全相反的作用。ＬＤＬ會將成為細胞材料的膽固醇從肝臟運送到身體各處。ＨＤＬ則會將附著於身體內側的膽固醇一掃而空，運送回肝臟。

最重要的是平衡的問題。以往血液檢查結果顯示，總膽固醇過多或過少都有問題。不過，最近已經開始檢討ＨＤＬ膽固醇和ＬＤＬ膽固醇的量。尤其ＨＤＬ膽固醇偏低時，容易罹患血管方面的疾病，必須注意。

運動不足，加上營養過剩，是成為肥胖的兩大原因，形成各種生活習慣病的根源。此外，也會使得防止血管老化的ＨＤＬ減少。

運動能夠使防止血管老化的好膽固醇增加

日本厚生省以三十歲以上的男女七千五百人為對象進行國民營養調查，發現一天步行數較多的人，血液中好膽固醇較高。

例如一天走一萬步以上的人，好膽固醇比平均值高七％。走不到二千步的人，則降低了五％。我們從食物中攝取的糖分，在體內會暫時變成醣類（血液中的葡萄糖）。接著，在肝臟等處轉化成糖原，成為運動時的熱量消耗掉。運動不足容易導致供需平衡失調。

血液中的糖無法消耗殆盡時就會積存下來，多餘的糖會藉著胰臟所分泌的胰島素的作用加工為脂肪，儲存在體內，引發身體各種失調現象。

為避免發生這種事態，必須藉由適度的運動來防止膽固醇的積存。

「糖尿病」運動能夠治療輕度的糖尿病

元凶在於營養過剩和運動不足

好像在反映飽食時代似的，近年來，糖尿病患者不斷的增加。以中高年齡層較多，四十歲以上的人，十人就有一人是患者或預備軍，堪稱是國民病。

糖尿病是血糖值慢性上升的疾病。這種疾病的可怕之處是，幾乎在沒有自覺症狀的情況下會腐蝕血管，甚至對心臟、腦、腎臟造成不良影響。

糖尿病往往病情惡化到相當嚴重的地步時才被發現。因此，為了在初期階段能夠發現，WHO（世界衛生組織）在數年前發表了糖尿病新的檢查標準。亦即一毫升血液中的血糖值為一一〇毫克（空腹時）時為正常值，一一〇～一二五毫克為預備軍，一二六毫克以上則視為是糖尿病。

糖尿病的主要原因是營養過剩及運動不足，所以別名「富貴病」。

棲息在非洲的沙鼠，以沙漠岩石上的苔蘚為主食。將牠帶到城市中餵食穀類，很快的就罹患糖尿病。亦即給予豐富營養而得糖尿病的沙鼠，在嚴酷的沙漠中，反

簡易自行診斷
是否容易得糖尿病

○雙親中是否有人得糖尿病
○家族中是否有糖尿病患者
○肥胖度三十%以上的人
（任何一項畫○，就要接受健康檢查）

你是否有糖尿病的症狀呢？

○經常口渴
○尿量增加
○身體容易疲倦
○浮腫、有食慾
○體重突然增加或減輕
○出現腫包，傷口很難痊癒
○手腳發麻、疼痛
○視力突然減退
（如果有上述的症狀，就要立刻接受檢查）

而能夠很有元氣的生存。對現代人而言，這真是寶貴的教訓。

總之，在自我檢查表中，如果有任何一項畫圈，就必須注意可能會得糖尿病。要預防糖尿病，或是在初期階段加以遏止的方法有兩種。

首先，是抑制攝取熱量的食物療法，其次是運動。

以下就從運動療法的觀點來探討糖尿病的預防與治療。

如果希望對糖尿病產生運動效果，則不要進行劇烈的運動，最好是持續做三十分鐘以上的運動。例如走路、慢跑、有氧運動等。另外，也可以將肌力訓練納入其中。這些運動都具有降低血糖值的效果，

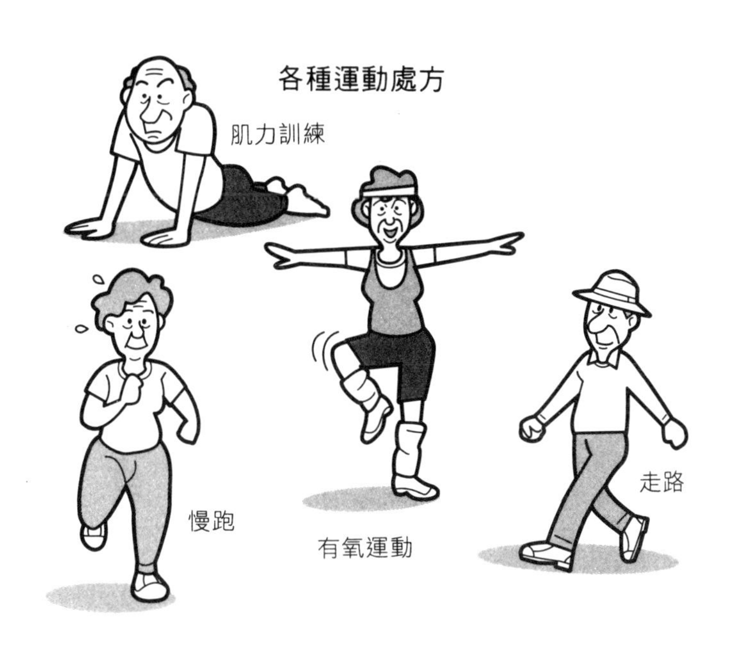

許多醫師都會建議患者實行。

持續三十分鐘以上的運動是指，脈搏跳動次數一分鐘八十～一二〇下而不會感覺難受，只是輕微流汗程度的運動。

任何運動都要吸收氧，同時，促使肌肉或血液中的糖分成為熱量燃燒掉。藉著這種有氧運動，才能降低血糖值。

持續適度運動能夠保持血糖值的穩定

運動不只具有降低血糖的效果。血液中的糖分轉化為熱量時，胰臟會分泌胰島素。如果胰島素的分泌量不足，就會導致血糖值上升。

可能罹患糖尿病的人，最好選擇持續三十分鐘～一小時的運動。這樣就能促使胰島素的分泌量增加，加速血糖的消耗，對全身發揮良好的作用。

例如，名古屋大學綜合保健體育學中心所進行的臨床實驗，證明持續一年進行適度的運動，則醣類的代謝量增加為三倍。

該研究報告顯示，糖尿病或肥胖者的運動處方是，最大氧攝取量四十～六十％的強度的運動，一次十～十五分鐘，一週進行三次。擔心得糖尿病的中高年齡層，可以參考這個調查結果。最大氧攝取量四十～六十％的運動，就是之前所說的「脈搏跳動次數一分鐘為八十～一二〇下，不會覺得難受，只是會輕微流汗的程度」。

然而，胰島素分泌不足而引發的糖尿病，亦即所謂「胰島素依賴型糖尿病」的患者，一定要和醫師商量，擬定訓練計畫。不過，日本的糖尿病患者，九成是不需要補充胰島素的「胰島素非依賴型糖尿病」，所以不必太擔心。

糖尿病很難根治，但是只要耐心的持續運動，就能減少中性脂肪、改善肥胖、降低血糖值，帶來好的影響。

「骨質疏鬆症」更年期以後的女性遽增的骨骼疾病

女性骨密度減少是因為激素作祟

邁入高齡之後，容易骨折。

早上起床時，不慎從床上跌落。疼痛一直無法去除，到醫院接受檢查，醫師診斷是骨折。

這種情形屢見不鮮。

年輕時未曾想過的骨折，隨著年齡的增長，可能會出現。這是因為骨脆弱所造成的。

亦即所謂的骨質疏鬆症。為中高年齡層，尤其是女性容易罹患的骨骼疾病。

骨質疏鬆症是指，原本應該堅硬的骨變成如浮石般脆弱而出現空洞化的現象。這種疾病以女性較多見。以停經期為關鍵，症狀持續惡化。更年期後的女性，最容易遇到

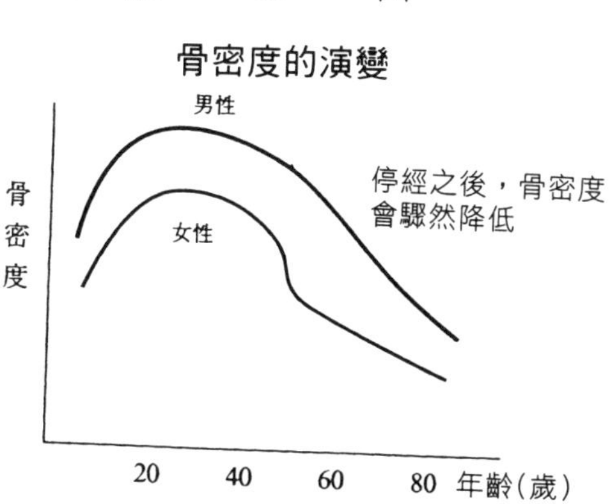

這個問題。

三十歲前，老舊的骨骼容易受損，新的骨骼生成。反覆代謝，持續成長。

與骨的新陳代謝有密切關係的是女性激素與男性激素。

其中女性激素與懷孕、生產有關。一旦停經，不需要生孩子之後，因為「除役」，故分泌量會銳減。結果導致骨的破壞和再生的平衡瓦解，骨量（骨中所含的鈣質量）也會減少。

女性的骨量原本就比男性少，再加上運動量低，當然，就更容易罹患骨質疏鬆症。男性激素隨著年齡的增長會減少，但是減少的速度不像停經期的女性那麼快。因此，罹患骨質疏鬆症的男性只佔女性的四分之一。

近年來，大眾傳播媒體大肆報導骨質疏鬆症的問題，甚至深入探討「骨質疏鬆症↓骨折↓臥病在床↓痴呆」的過程，引起眾人的恐慌。

隨著年齡的增長，骨量會減少，但是不需要太擔心，只要正確了解這種疾病，積極預防即可。被醫師診斷罹患骨質疏鬆症時，只要進行適當的治療，就能遏止病情惡化，同時增加骨量。

積極鍛鍊能夠維持強韌的骨骼並預防骨折

關於骨質疏鬆症的預防和治療，有以下三個重點。

①攝取富含鈣質的飲食。

②運動。

③做日光浴。

鈣質是骨骼和牙齒的根源。在血液中，鈣質也以一定的濃度存在，藉此使得細胞順暢發揮正常的功能。一旦鈣質攝取量不足，血液中的濃度降低時，就會從骨骼中釋出，彌補不足的部分。因此，每天要積極的從飲食中攝取鈣質。

為什麼運動比較好呢？

有個關於骨骼的法則，即「給予適度的機械刺激，就能進行再架構」。換言之，只要加諸壓迫或力量，就能促使骨骼更強韌。當壓迫的力量消失時，骨骼就會變得脆弱。運動則是能夠使得骨骼強韌的力量。

肥胖者的股骨較粗、骨密度較高，即使跌倒，也不容易骨折。這是因為體重對骨骼的刺激較為活絡的緣故。不過，肥胖容易引起各種生活習慣病，所以不建議這

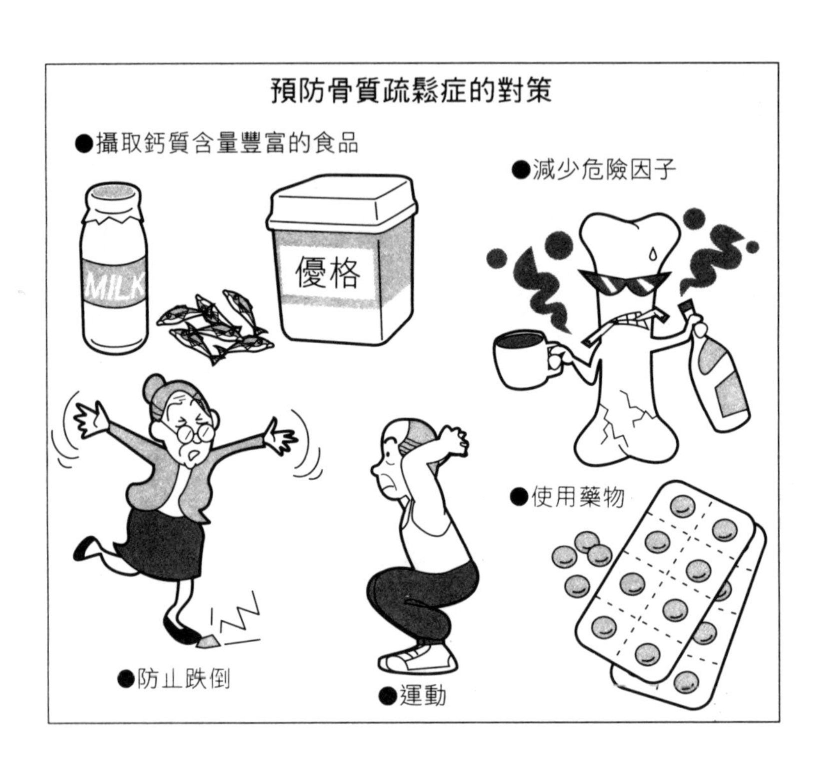

種方式。

在談到運動不足對骨骼造成的影響時，經常會提出太空人的例子。

美國太空船傑米四號的太空人，在船艙內完全沒有運動，回到地球時，鈣質量平均減少九%。

記取四號的教訓，搭乘傑米七號的太空人，在船艙內實踐適當的運動課程。結果鈣質減少量只有四號的十分之一。

由此可知，運動能夠預防骨量的減少。

藉著運動創造肌肉並鍛鍊骨骼

在屋外運動時，暴露在陽光下的機會自然增多。陽光能夠促使體內的維他命D活化，幫助鈣質的吸收。因此，對於預防骨質疏鬆症而言，適度的日光浴是不可或缺的。

骨折疏鬆症最可怕的是跌倒所引起的骨折。年紀增大，足腰衰弱，反射神經遲鈍就容易跌倒。藉著肌力運動和伸展運動等，創造肌力，保持身體柔軟性和平衡感覺等，就可以減少跌倒或骨折的危險性。

此外，即使攝取再多的鈣質，如果不藉著運動來刺激骨骼，則鈣質無法被人體吸收。運動創造肌肉，就等於是在鍛鍊骨骼。

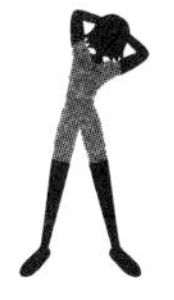

「心臟病」肌肉旺盛發揮作用能減輕心臟的負擔

足的肌肉被稱為「第二心臟」的理由

足有「第二心臟」之稱。這是用來說明肌肉重要性的另一個說法。

將血液送達全身的當然是心臟，但是只靠心臟，很難完成這項艱困的工程。人體分佈九萬公里的血管。要將血液送達血管各個角落，只能依賴僅有三百公克、具有幫浦作用的心臟發揮作用。

這時，強大的輔助者就是肌肉。

心臟送出血液，循環體內後回到心臟。循環身體上方的血液，拜重力之賜，能夠輕鬆的回到心臟。

問題在於送到下半身的血液，必須以反重力的方式往上送，是屬於重勞動工作。

這時，肌肉的「擠奶作用」就能發揮極大的功效。

在血管周圍的腿部肌肉，就好像擠奶似的，反覆收縮與放鬆，將血液不斷的往上送。因此，愈是活動腿部肌肉，愈能減輕心臟的負擔。

腿部血液循環不良會對心臟造成極大的負擔

因為旅行而長時間坐在車內，腿容易浮腫。這是因為腿部肌肉無法發揮幫浦作用而造成的現象。肌肉無法活動，血液停滯，就會出現「浮腫」的症狀。

坐在椅子上工作時，必須經常活動腿部。有時交疊，有時讓肌肉收縮。如果這樣還是不夠，就要進行「抖腳」的動作，避免血液停滯。這樣腿部肌肉就能發揮作用，保持血液循環順暢。腿部肌肉是「健康的根源」。

此外，肌肉也具有使靜脈功能順暢的作用。

靜脈有防止血液逆流的瓣。經常運動的人，瓣的開閉能順暢進行。部分沒有運動習慣的中高年齡者，肌肉鬆弛，因此，瓣的開閉無法順暢進行，血管內的血液容易停滯。嚴重時，甚至會導致靜脈瘤。

一旦發生這種情形，會對心臟造成極大的負擔，引起心臟衰弱或肥大等疾病。

只要平時經常運動，活動肌肉，就能夠預防心臟病。

「癌症」運動過猶不足都是不好的

利用腹肌運動消除便秘並預防大腸癌

隨著生活習慣的改變，疾病的形態也產生變化。近年來，生活習慣病所佔的比例增大。像國人死亡原因的順位，由上而下，依序為癌症、心臟疾病、腦血管疾病。最可怕的還是癌症。據統計，每隔一分三十秒就有一人死於癌症。目前沒有決定性的治療方法，只能早期發現早期治療。

癌症的危險因子，包括吸煙和特定的食物等。另外，和運動不足有關。例如，大腸癌、乳癌、前列腺癌等都是如此。各國研究機構，已經陸續發表大腸癌和運動量的相關報告。

一些指導運動的專家們認為，有便秘的人最好進行腹肌運動。平常胃腸功能不良，經常下痢或有便秘傾向的人，持續進行腹肌運動，就能得到良好的結果。

理由在於腹肌群和腹斜肌的運動，對下方的胃腸能夠產生極佳的按摩效果，調整內臟的功能。

一般人認為，腹肌運動是消除腹部脂肪的運動。事實上，也能消除便秘。

東京大學的石井教授得到學生們的協助，調查訓練和排便的關係。結果發現具有百分之百的效果。

便秘是大腸癌的危險因子。最好避免食物長時間停留在腸內。自從飲食形態從傳統食品變成肉食之後，國人罹患大腸癌的機率大幅提高。能夠恢復正常排便的腹肌運動，有助於預防大腸癌。

保護自身免於活性氧之害的維持健康運動以「適度」為要

最近，提到生活習慣病和癌症的關係，最為人注意的就是「活性氧」。

氧是維持生存不可或缺的物質。吸入體內的氧當中，其中有百分之幾是構造會改變的「活性氧」。這個壞氧與老化、癌症及生活習慣病等都有關。

人體原本具有消除活性氧的酵素（ＳＯＤ），保護身體免於活性氧之害。然而一旦活性氧產生過量或ＳＯＤ的功能不良時，就會受到活性氧的影響。

產生大量活性氧的原因，包括吸煙、壓力、喝酒及紫外線等。事實上，運動過度也是原因之一。中高年齡層為維持健康，運動一定要「適度」。

實行中國智慧的「醫食同源」

要保持肌膚滋潤，健康最重要。事實上，覆蓋身體表面的肌膚，是調查身體狀況的指標。長久以來，負責指導運動選手創造最佳狀態的我，只要觀察肌膚的張力及色澤等，就可以了解個人的身體狀況。

想在現代的生活中保持健康，並不是一件容易的事。因為周遭充斥著壓力、飽食、運動不足等不良的因素。

為了保持健康，需要遵守「規律正常的生活」、「心情平和」、「正確的飲食生活」三項條件。雖然「規律正常的生活」和「心情平和」較難做到，但是「正確的飲食生活」並不難辦到。

中國自古以來就有「醫食同源」的說法。亦即藥物和食物的根源是相同的。藉著每天的飲食，就能保持健康。希望各位能夠理解其真正的涵意。現在很流行自然食，亦即不含防腐劑、著色劑等的自然食物才有益健康。不過，還有很多自然食對身體有害。因此，不好的食物和好的食物均衡的存在，才是自然界的法則。

此外，即使自然食，也不能偏重特定的食物，否則會變成有害身體的物質。

要解決這個問題只有一個方法，亦即均衡攝取各種食品。雖然現在是可以自由攝取各種食物的時代，但是卻有很多人做不到這一點。

第五章

藉著舉啞鈴運動提升肌力

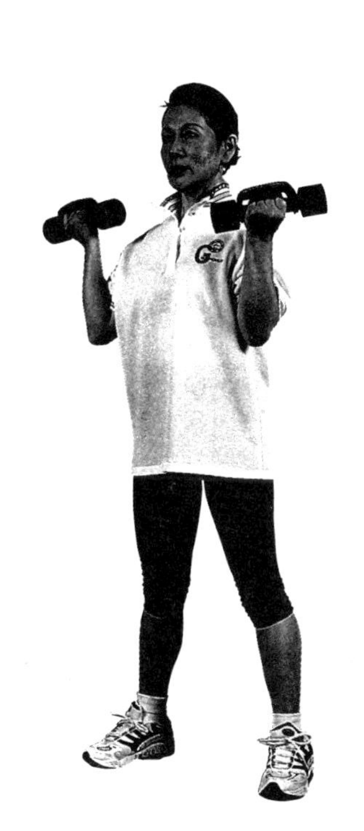

舉啞鈴運動目錄

沒有變化的訓練容易令人厭倦，所以在「銀髮族元氣補習班」邁入第三年的中級學員們，會向使用「啞鈴」的訓練挑戰。和槓鈴相比，感覺較為柔和。即使是女性，也可以輕鬆進行。以下就介紹其訓練課程。另外，也可以用槓鈴或寶特瓶代替。

1. 肩膀抬起放下（立姿舉鈴）

雙手拿著啞鈴，放鬆手肘的力量，肩膀抬起放下。可以刺激頸部到肩膀的肌肉，促進血液循環，消除肩膀酸痛。

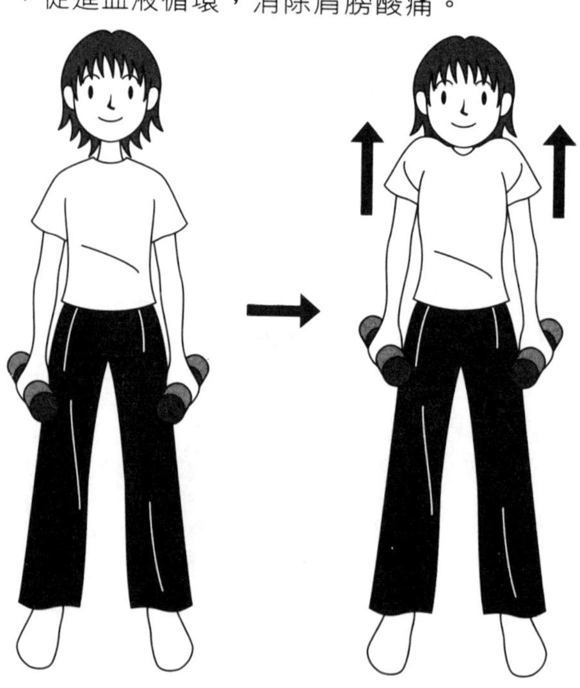

2. 屈伸手肘（內屈舉鈴）

手肘固定，手臂慢慢的彎曲伸直。能夠促進肱二頭肌的發達，使得肘關節活動順暢。

※感覺疼痛時要立刻停止訓練。

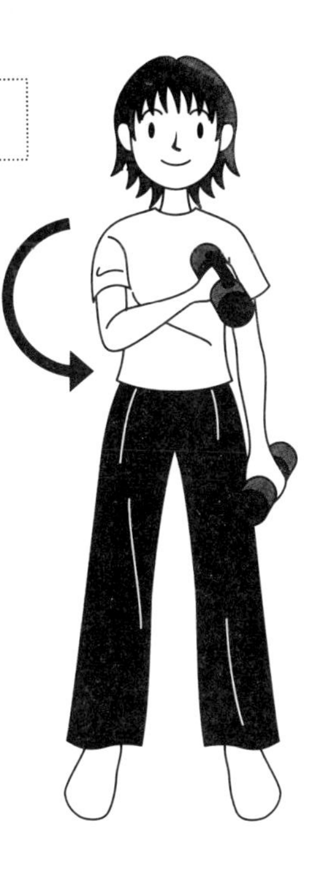

3. 側面抬起放下（側舉鈴）

將擺在體側的啞鈴，朝水平方向抬起放下。在手腕、手肘稍微彎曲的狀態下進行。如果伸直容易損傷手腕、手肘和肩膀，必須注意。對高齡者的肩膀酸痛有效。

4. 前方抬起放下（向前舉鈴）

順手拿著體側的啞鈴，朝水平方向抬起放下（半套）。能夠做到的人，可以舉到頭上（全套）。半套可以強化三角肌（肩膀前面的部位），全套則可以強化整個肩膀的肌肉。進行全套時，要保持下半身的穩定，避免搖晃。

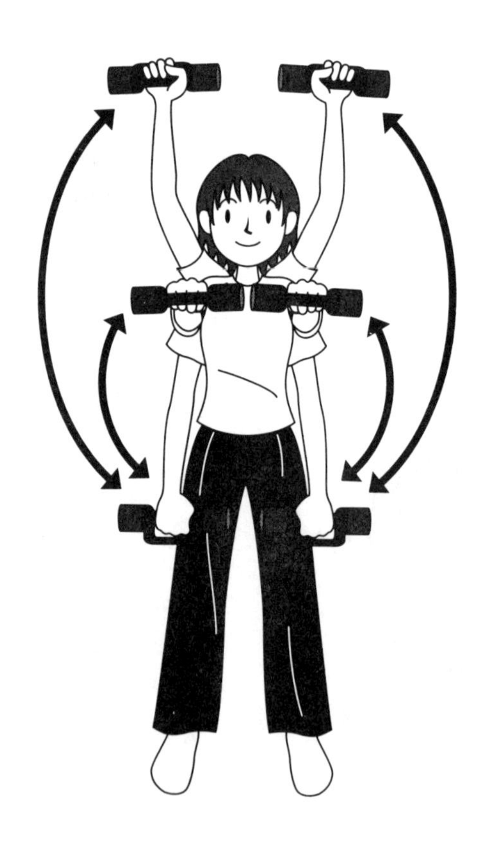

5. 前傾姿勢的抬起放下（弓身向前舉鈴及倒勾）

前傾時，雙手拿著啞鈴，從前面往後面（全範圍）抬起放下。前傾可以鍛鍊臀大肌、股二頭肌、小腿三頭肌。而藉著抬起放下啞鈴，可以鍛鍊肩膀、肱三頭肌等。

※各部位產生疼痛或不舒服的感覺時要立刻停止。

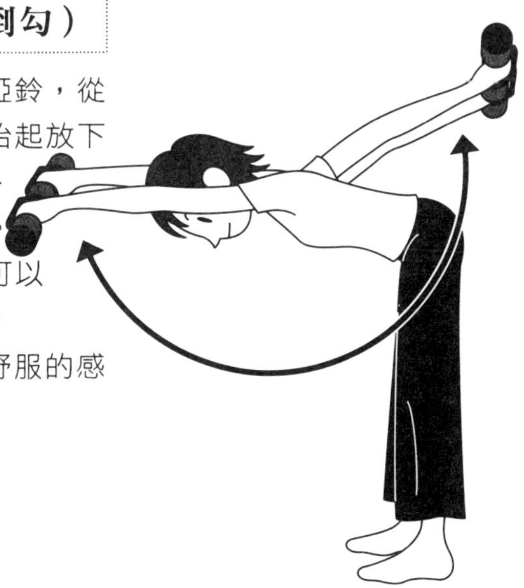

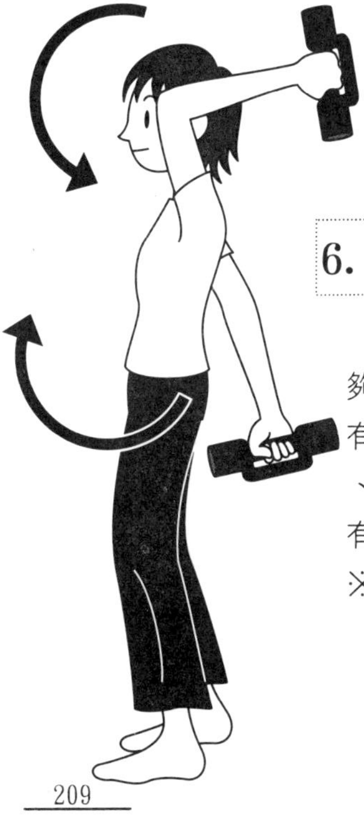

6. 擺盪（啞鈴擺盪及鏈球擺盪）

啞鈴左右交互大幅度擺盪，能夠鍛鍊肱二頭肌和肱三頭肌。全身有節奏的擺盪，對於手指、膝、腰、肩、手肘、肱二頭肌、手腕等都有效，能夠發揮全身效果。

※感覺疼痛或不舒服時要縮小動作或停止。

7. 頭上抬起放下（肩上推舉鈴）

啞鈴舉到肩膀的位置，在頭上抬起、放下。能夠促使三角肌發達，同時具有伸展整個肩膀的效果。

※感覺疼痛要立刻停止。

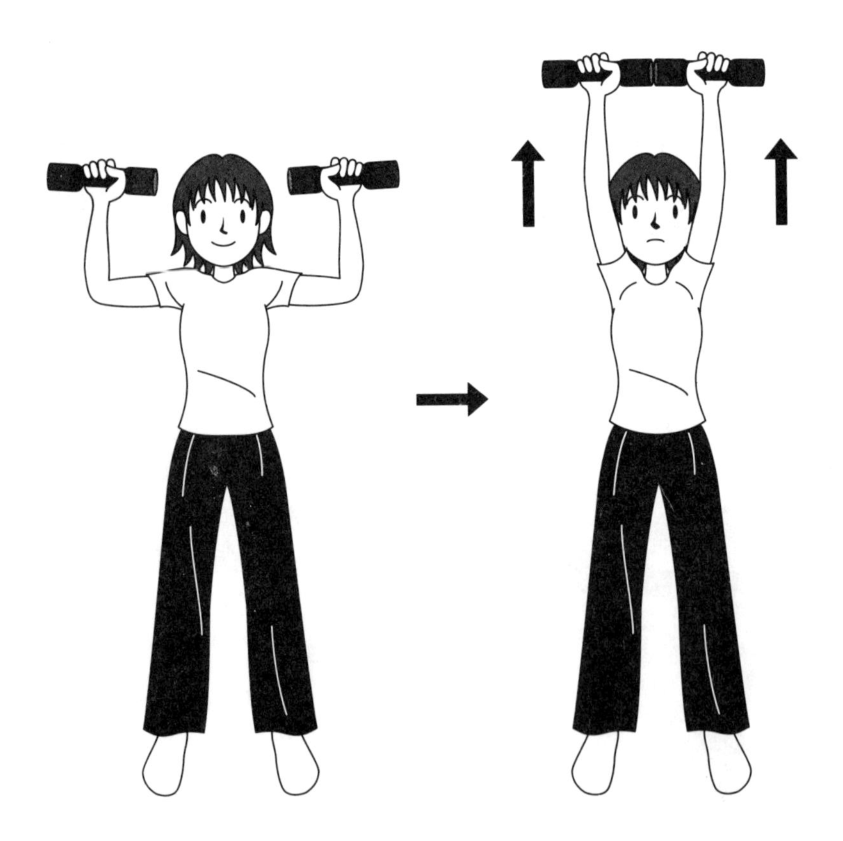

8. 左右打開（站立拉鈴）

擺在胸前的啞鈴朝左右拉開。保持下半身穩定，在手腕和手肘稍微彎曲的狀態下進行。置於胸前，能夠鍛鍊肱三頭肌。打開雙手，則能夠鍛鍊肩膀（三角肌）及胸部肌肉。

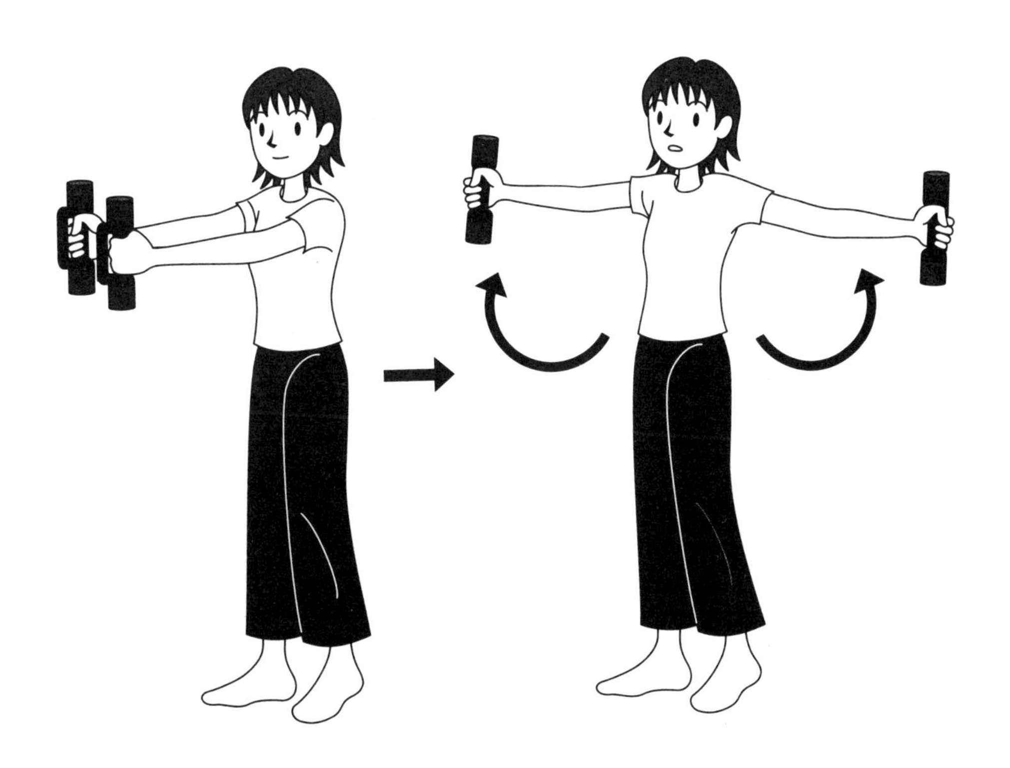

9. 屈伸手肘（站立側曲臂舉鈴）

將保持水平狀態的啞鈴，在不移動手肘的情況下屈伸。可以鍛鍊肩膀和肱二頭肌。

※感覺疼痛或不舒服時要立刻停止。

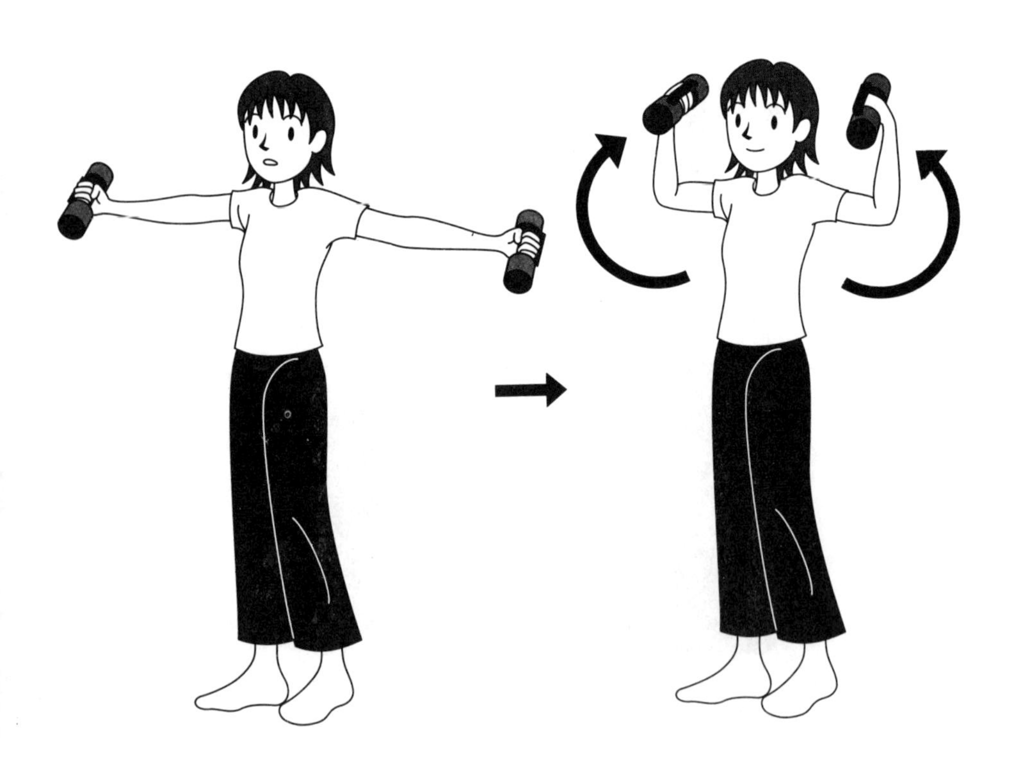

10.前屈後仰（硬舉啞鈴）

拿著啞鈴，直接向前彎曲，回到原先的位置，再慢慢的將身體往後仰。前屈可以鍛鍊跟腱、小腿肚、股二頭肌、小腿、三頭肌、背肌、胸椎等。身體後仰則可以鍛鍊頸部、胸部、腹部、下腹部、股部、膝等。具有廣泛的伸展效果。

※感覺疼痛或不舒服時要立刻停止。

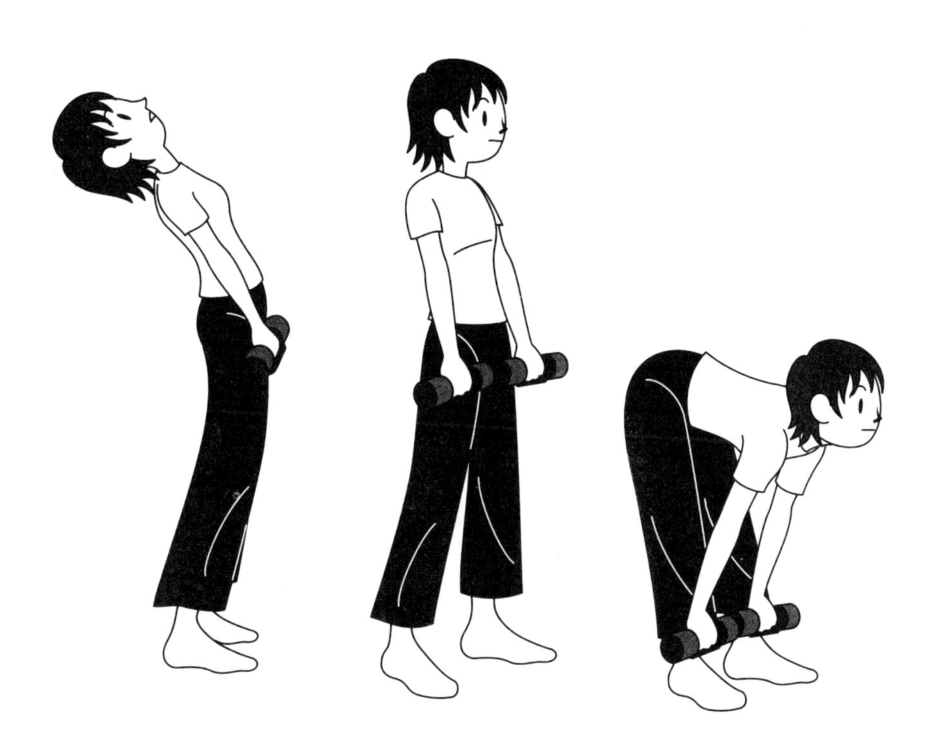

11. 手腕的屈伸①（直體提鈴與反手握鈴）

反手拿著啞鈴，在固定手肘的狀態下，將手腕往上（手背側）反覆屈伸。接著，手腕往下（手掌側）反覆屈伸。

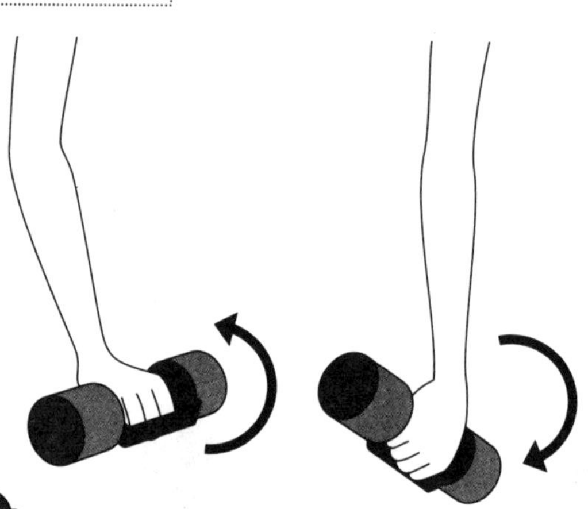

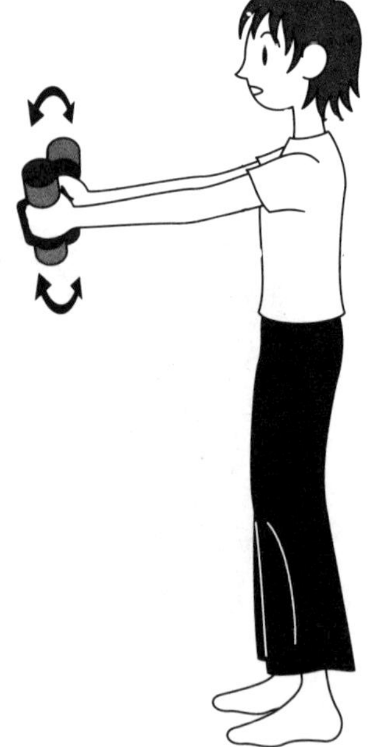

12. 手腕的屈伸②（伸腕動作）

手肘伸直，手腕前後屈伸。可以強化手腕和前臂屈伸肌。對於打高爾夫球相當有幫助。

※斟酌使用的啞鈴重量。

13. 左右擺盪（雙手擺盪）

藉由這個訓練，能夠刺激並強化身體各部位的肌肉和關節。

※感覺疼痛或不舒服時，可以縮小動作或停止運動。

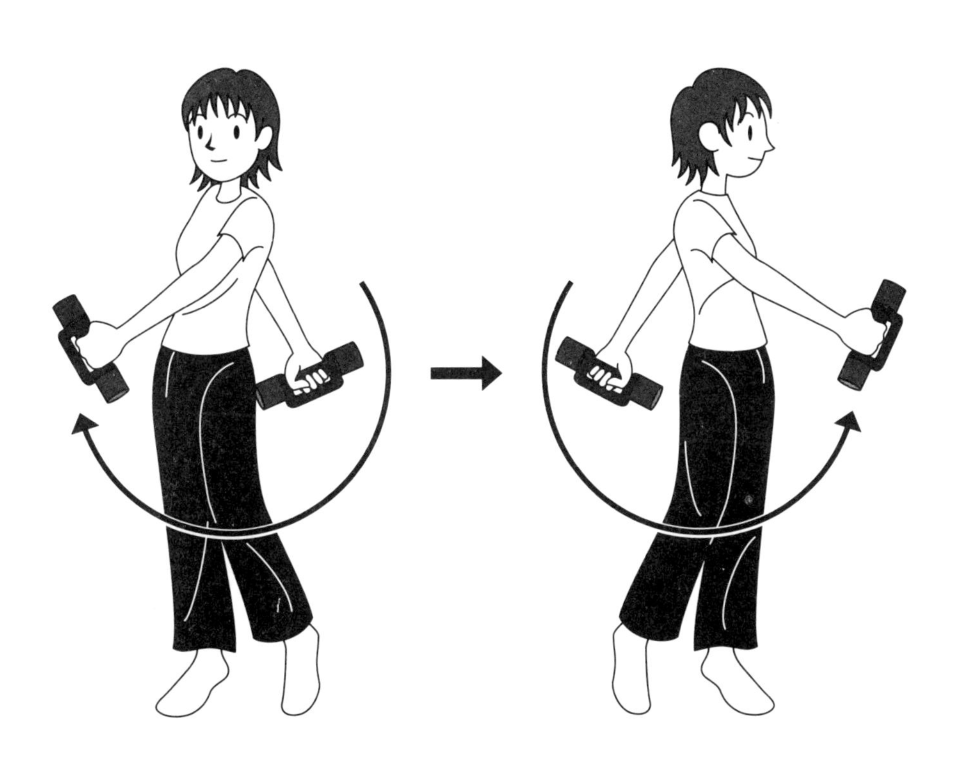

14. 走路（提鈴走路）

以膝當成緩衝墊。雙手拿著啞鈴，前後擺盪。可以提高全身的節奏和力量。

※感覺疼痛或不舒服時，可以調整姿勢或停止運動。

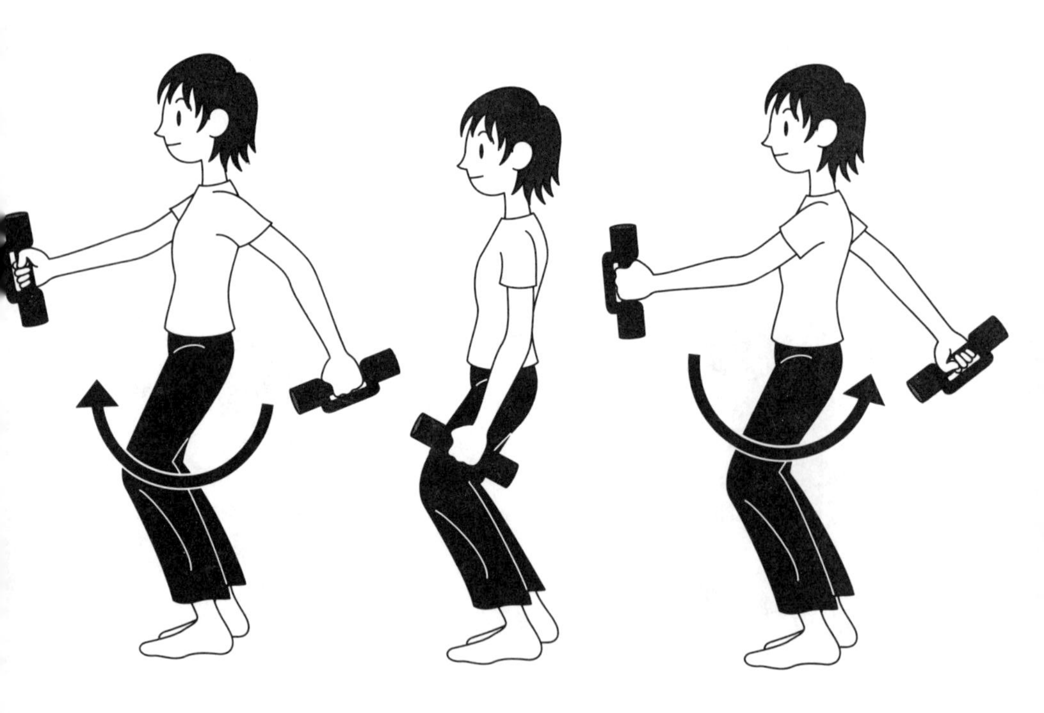

15. 深蹲（提鈴深蹲）

雙手拿著啞鈴，反覆進行深蹲。腰盡量往下落到極限為止。能夠強化臀大肌、股四頭肌、斜方肌。注意深蹲正確的姿勢，有助於提高持久力。

※感覺疼痛或不舒服時，可以調整姿勢、請教專家或停止運動。

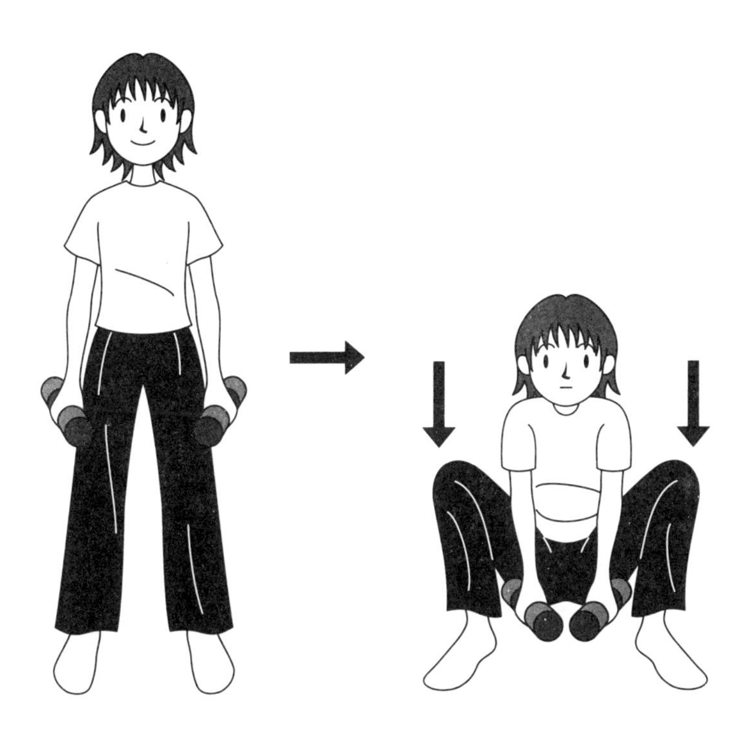

16. 深蹲及頭上抬起放下啞鈴（提鈴深蹲及肩上推舉鈴）

採取蹲下站立的姿勢，但是站立的同時，雙手的啞鈴高舉到頭上。能夠強化臀大肌、股四頭肌、三角肌等。

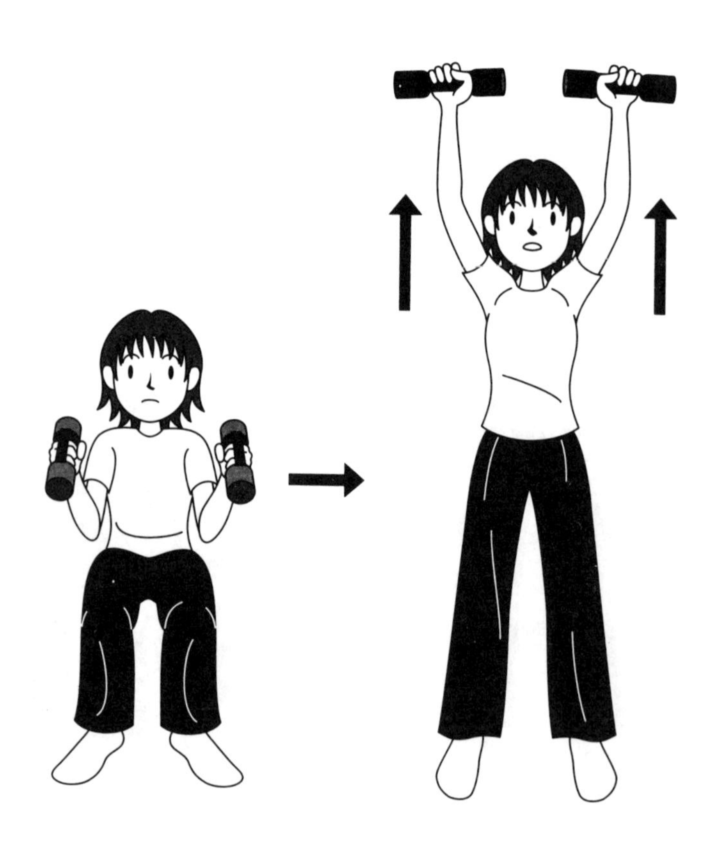

17. 頭上抬起放下（仰臥直臂提鈴）

仰躺，順手握住啞鈴。兩手肘稍微彎曲，彷彿畫半圓似的，將啞鈴舉到頭上，再慢慢的回到原先的位置。

能夠使肩膀的活動順暢，同時鍛鍊側腹到前鋸肌（腹肌上方）的部位。

※感覺疼痛或不舒服時要立刻停止。

18. 左右打開①（胸前推鈴）

仰躺，手臂伸直。啞鈴舉到胸前，手肘彎曲，朝左右慢慢的打開。可以強化胸大肌，具有豐胸的效果。

※感覺疼痛或不舒服時要立刻停止。

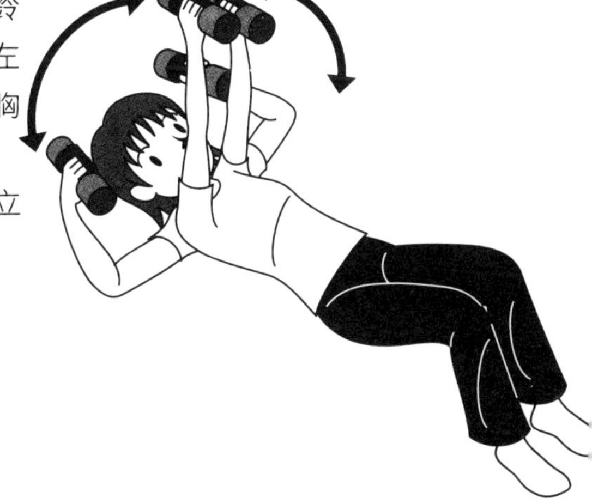

19. 左右打開②（仰臥擺盪鈴）

仰躺，手臂伸直。啞鈴舉到胸前，朝左右打開。可以強化胸大肌，具有豐胸的效果。
※感覺疼痛或不舒服時要立刻停止。

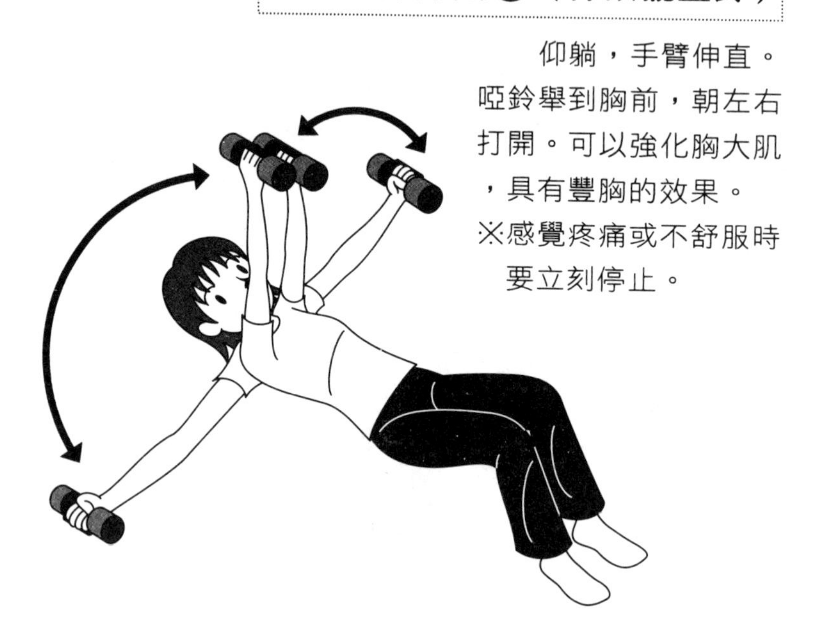

20. 左右打開③（仰臥反向屈舉鈴）

仰躺，啞鈴放到體側，手肘固定，進行屈伸動作。可以強化肱二頭肌、前臂屈伸肌，同時強化手腕和握力。
※感覺疼痛或不舒服時要立刻停止。

21. 屈伸手肘（仰臥側舉鈴）

仰躺，雙手朝正側面伸直。拿著啞鈴，固定手肘。將啞鈴朝著臉的方向捲起。可以強化肱二頭肌和手肘。
※感覺疼痛或不舒服時要立刻停止。

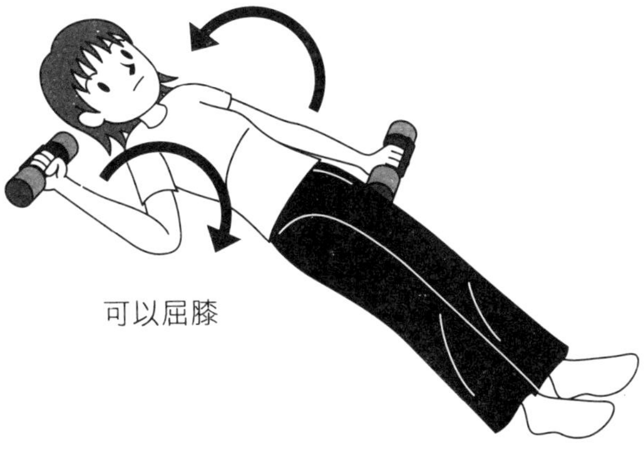

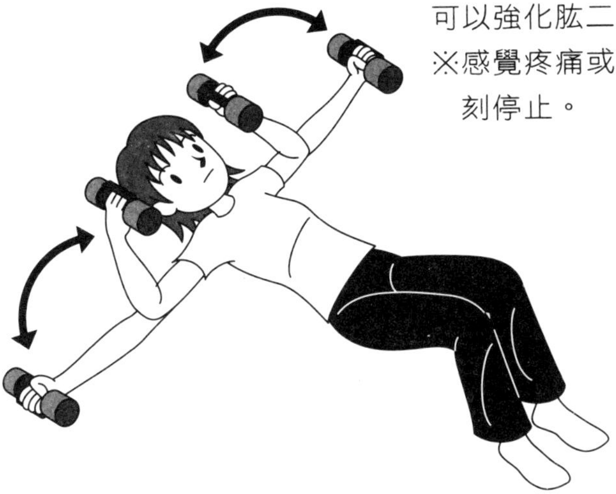

可以屈膝

22. 屈伸手肘（胸前推鈴）

仰躺，啞鈴舉在胸前。手肘避免朝外凸出，直接將啞鈴推向正上方。與張開手肘進行的（左右打開）動作相比，可動範圍較小，安全性較高。可以強化胸大肌、肱三頭肌。

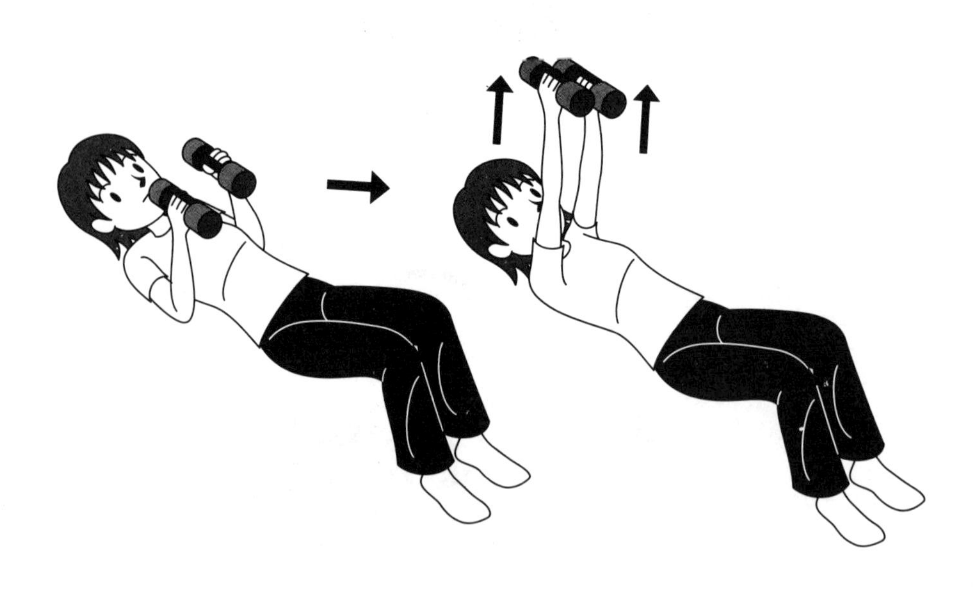

23. 觸摸腳趾①（啞鈴觸摸腳趾）

雙手拿著啞鈴站立。雙腳打開如肩寬。挺直背肌，彎腰。一側的啞鈴觸碰另一側的腳趾，再回到原先的姿勢。接著，相反側的啞鈴觸碰另一側的腳趾，再回到原先的姿勢。動作太急容易損傷腰，必須慢慢的回到原先的姿勢。

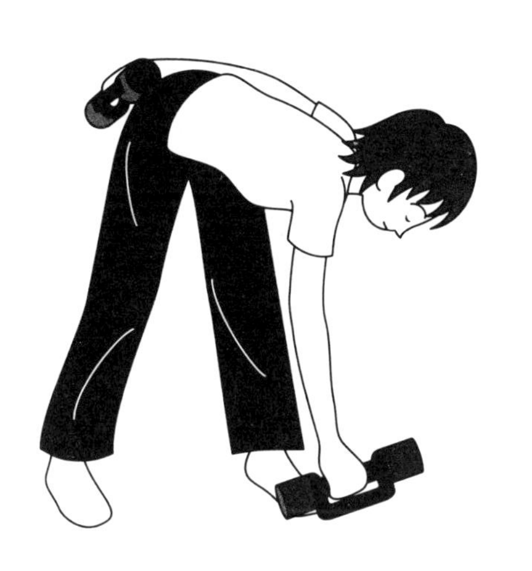

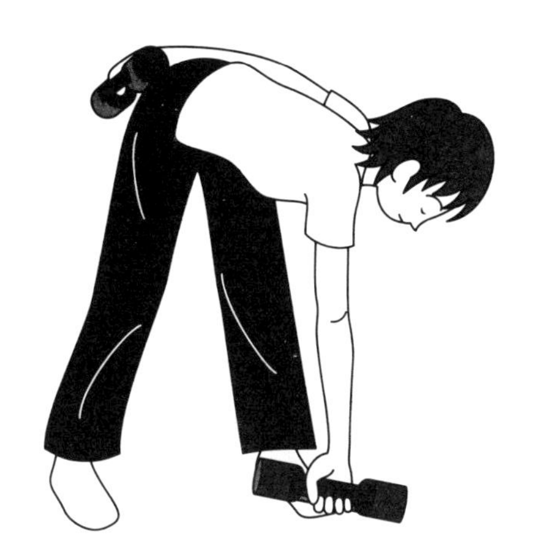

24. 觸摸腳趾②（啞鈴觸摸腳趾）

扭轉手腕，反覆進行與23項相同的運動。

25. 抬起放下到肩線為止（直立提鈴）

順手握住啞鈴，避免借助反彈力。兩手肘充分朝外凸出，同時將啞鈴筆直的上提到肩線為止。上身不要往後仰。可以鍛鍊斜方肌、三角肌、肱肌等。

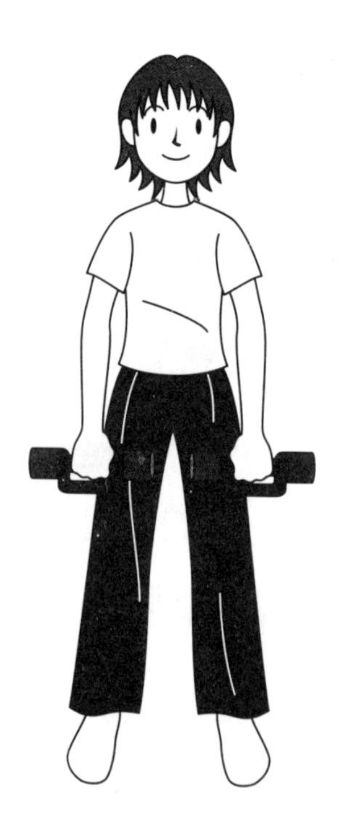

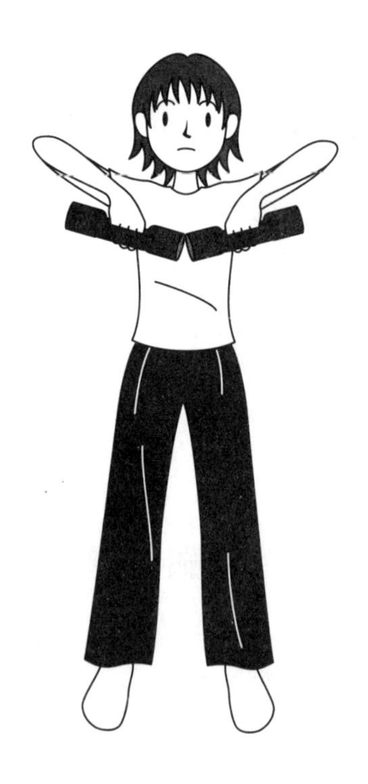

26. 直臂提鈴（仰臥直臂提鈴）

仰躺，手肘伸直，將啞鈴舉到胸前。手肘保持伸直的狀態，慢慢的畫半圓，將啞鈴舉到頭上方。可以鍛鍊胸大肌、胸上肌。

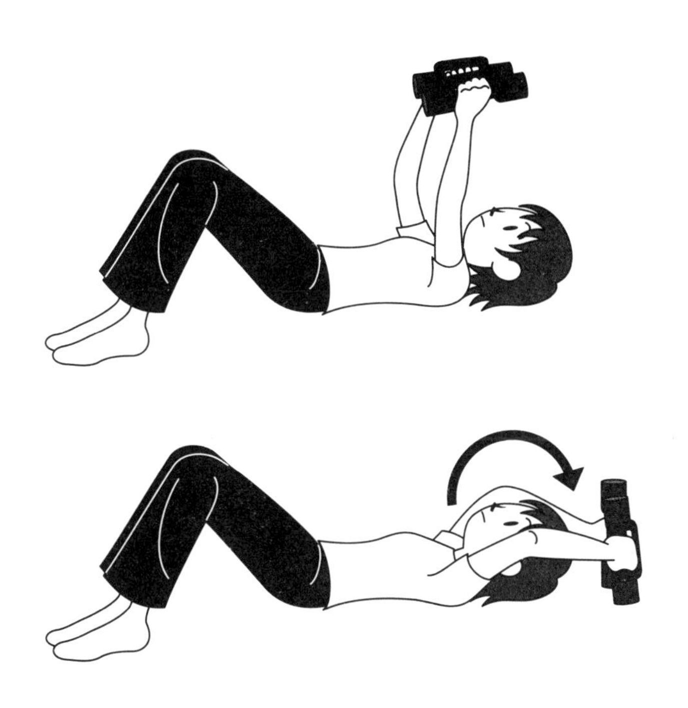

27. 屈臂提鈴到胸前

前傾，身體與地面保持平行。以正握的方式握住啞鈴，不要駝背。將啞鈴提到胸前。移動上半身或借助反彈力，容易使得訓練效果減半。固定上半身，將啞鈴提起放下。可以鍛鍊背闊肌、斜方肌。

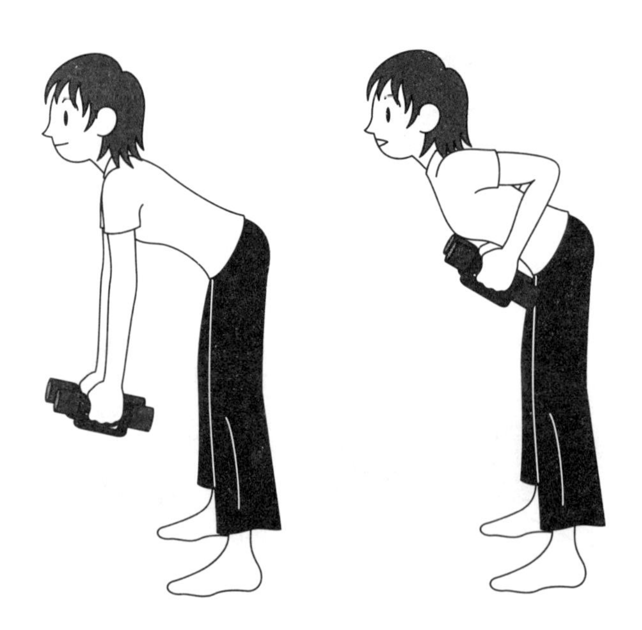

28. 頸後推舉

意識集中在肱三頭肌上，慢慢的伸直。利用另一隻手確認是否對肱三頭肌產生效果。在抬起放下時，手肘位置不可改變，持續進行。隨著年齡增長，肱內側鬆弛，藉此可以達到緊實的效果。

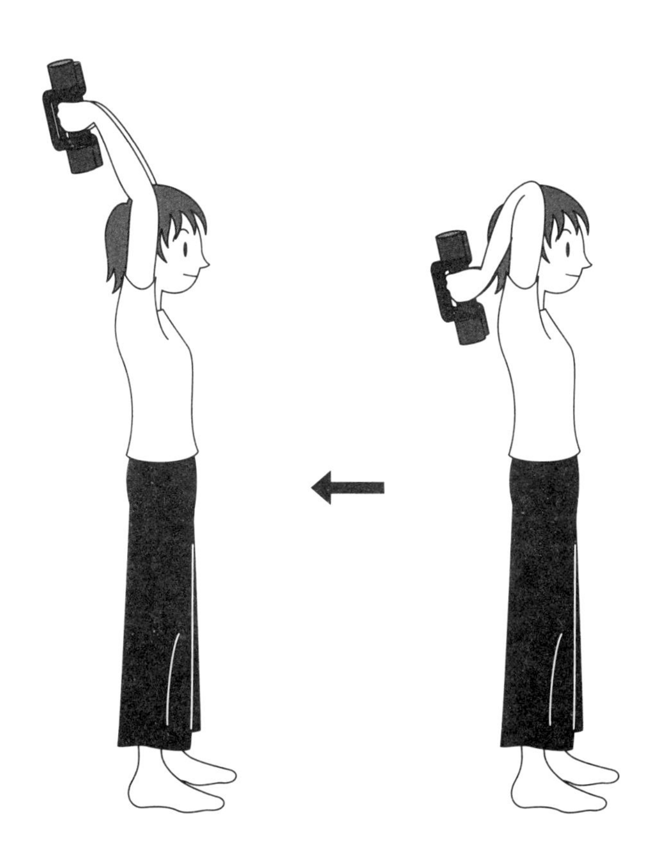

29. 左右扭腰

握著啞鈴，扭轉上半身，同時下半身朝相反側扭轉。伸展的可動範圍非常大，具有緊縮腰圍的效果。不過，腰部有問題的人，可以只活動上半身。

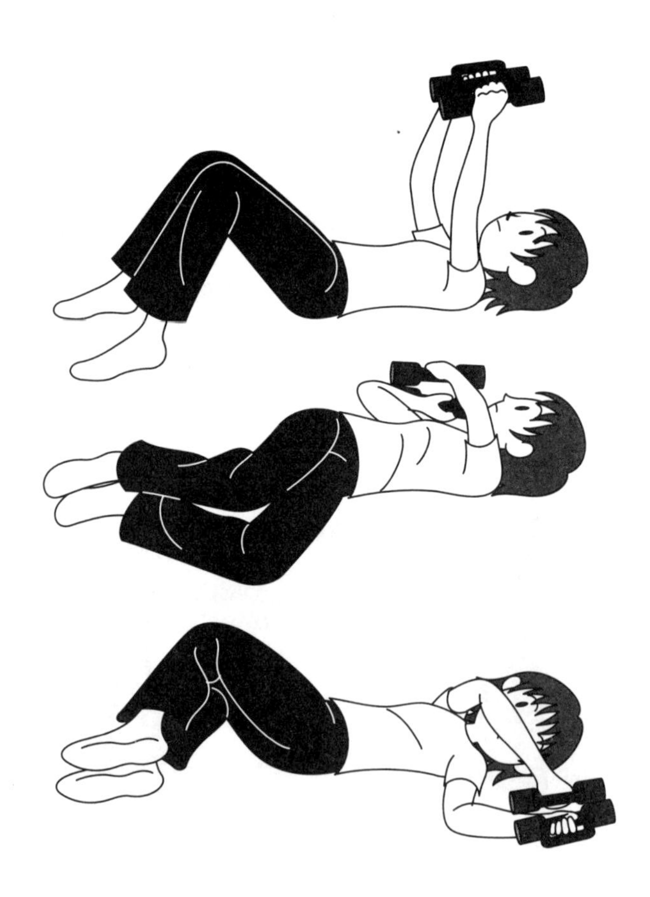

30. 伸展體側

啞鈴擺在體側，雙腳打開比肩稍寬。重心均衡的置於雙腳上。上身慢慢的朝正側面彎曲，伸展體側。接著，相反側也以同樣的方式進行。避免借助反彈力，要緩慢的進行。將意識集中在腹肌上，可以鍛鍊腹斜肌。由於容易刺激腰部，所以，腰部有問題的人要特別注意。

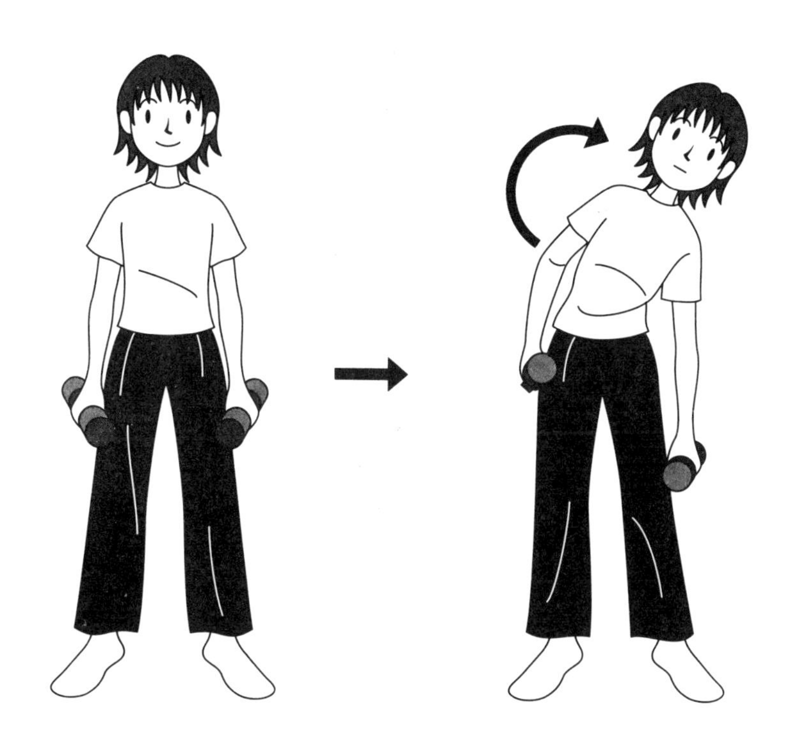

31. 向前抬起放下

手腕和手肘稍微彎曲，啞鈴放下上抬到水平位置。可以做到的人，不妨再將啞鈴舉到頭上。可以強化三角肌（肩膀前面的部位）。

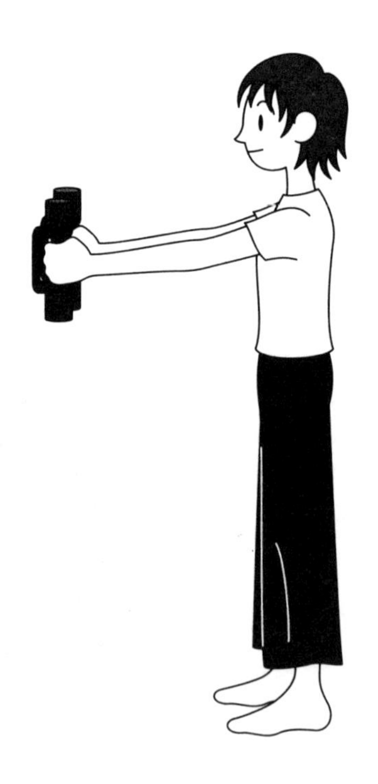

32. 向前抬起放下

這是著名的三角肌訓練。朝水平方向抬起放下，包括各種變化。其中可動範圍最大的就是這一種。不只是三角肌，同時能夠強化整個肩膀的肌肉。訓練時要固定下半身。

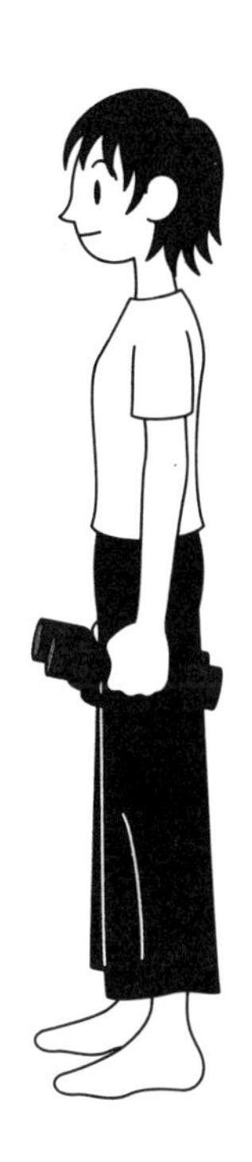

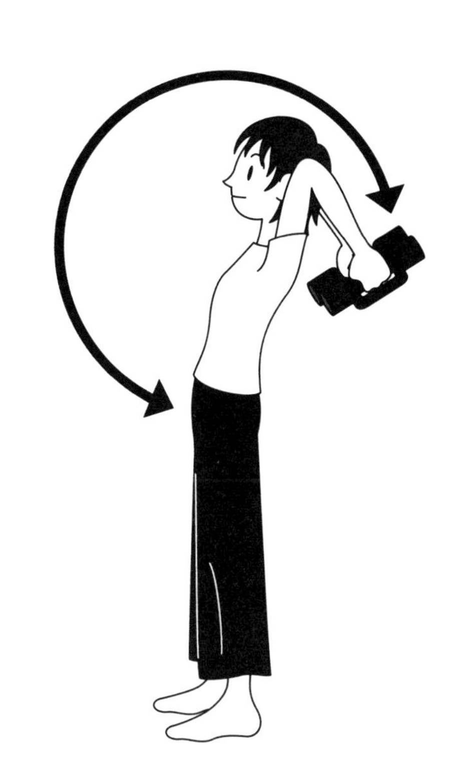

納入啞鈴的不同等級訓練課程

初級者A

1	調整身體運動（腰痛體操）		140頁
2	促進血液循環體操		152頁
3	坐下抬腳尖與抬腳跟	10～15 次×2～3 套	84頁
4	坐下或扶著椅背深蹲	10 次×2～3 套	91頁
5	坐下加入前後扭轉動作的體操運動		128頁
6	坐下側屈臂舉鈴	10 次×2～3 套	212頁
7	坐下提鈴	10 次×2～3 套	224頁
8	坐下頸後推舉	10 次×2～3 套	227頁
9	坐下伸展體側	10 次×1～3 套	229頁
10	抬腿（舉腿）	10 次×1～3 套	106頁

※配合當時的身體狀況來改變次數或套數。

初級者B

1	原地踏步	20～30 次×1～3 套	72頁
2	促進血液循環體操		152頁
3	肩膀抬起放下（立姿舉鈴）	10～20 次×1～3 套	206頁
4	肩上推舉鈴	10～12 次×1～3 套	210頁
5	前屈後仰	10 次×1～3 套	213頁
6	觸摸腳趾	10 次×1 套	223頁
7	站立側屈臂舉鈴	10 次×2 套	212頁
8	坐下或扶著椅背深蹲	10～20 次×1～2 套	91頁
9	打水運動或抬腿	10～20 次×1～2 套	135頁

※配合當時的身體狀況來改變次數或套數。

初級者C

1	調整身體運動（腰痛體操）		140頁
2	踏台（30公分高）	10～20次×2～3套	86頁
3	仰臥直臂提鈴	10次×2～3套	219頁
4	前屈與後仰	10次×2套	213頁
5	肩上推舉鈴	10次×2～3套	210頁
6	屈伸手肘	10次×2套	207頁
7	伸展體側	15～20次×2套	229頁
8	打水運動	10～20次×1～2套	135頁

※配合當時的身體狀況來改變次數或套數。

中級者

1	調整身體運動（腰痛體操）		140頁
2	舒適體操		110頁
3	單腳踏出	10～20次×2套	92頁
4	深蹲	10～20次×2套	88頁
5	屈臂提鈴到胸前	10次×2～3套	226頁
6	肩上推舉鈴	10次×2套	210頁
7	前屈後仰	10～30次×2套	213頁
8	伸展體側	15～20次×2套	229頁
9	仰臥起坐	15～20次×2套	104頁

※配合當時的身體狀況來改變次數或套數。

高級者

1	身體調整運動（腰痛體操）		140頁
2	促進血液循環體操		152頁
3	舒適體操		110頁
4	原地踏步	50次	72頁
5	深蹲	20～30次×3套	88頁
6	抬腳跟與抬腳尖	10次×2～3套	84頁
7	單腳踏出	10～30次×2套	92頁
8	站立側屈臂舉鈴	15～20次×2套	212頁
9	肩上推舉鈴	15～20次×2套	210頁
10	直立提鈴	15～20次×2套	224頁
11	軀幹屈舉與抬腿或打水運動	15～20次×2套	104頁

※配合當時的身體狀況來改變次數或套數。

來自於美國的啞鈴

啞鈴是金屬製的，砸在腳上非常危險。誕生於美國的啞鈴，其設計是不需緊握，只要輕輕的拿著，就會與手掌完全貼合。握住做一些簡單的運動，不需使用太多的力量，可以集中精神在運動上。此外，能夠迅速培養正確的姿勢。對於沒有握力的女性或高齡者而言，很適合進行啞鈴運動。另外，在跑步或走路時，也可以當成增加重量的輔助器材。配合自己的體力，初學者可以選擇2.3磅（約0.9～1.3公斤），高級者則可以選擇4.5磅（約1.8～2.3公斤）。選用螺絲式的啞鈴，更換重量相當方便。其他還有各種不同的重量，種類繁多，任君挑選。

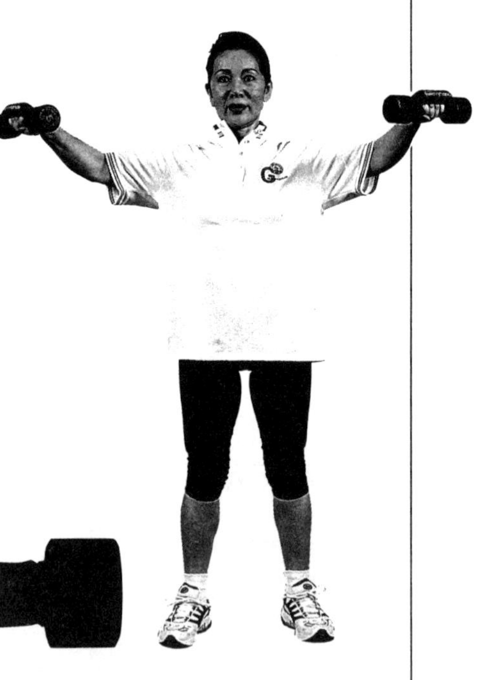

作者介紹

宮畑豐

1941年，出生於日本鹿兒島縣奄美大島。1975年得到東京健美先生、1976年得到東日本健美先生、1981年得到關東健美先生等各種優勝，為健美選手。成為教練之後，獨創的重量訓練理論，深獲職業運動界及許多業餘選手的好評。現在主持訓練中心「SUN PLAY」。為東京健身聯盟理事長、東京學藝大學講師、江戶川大學綜合福利專校講師、東京YMCA社會體育專校講師。

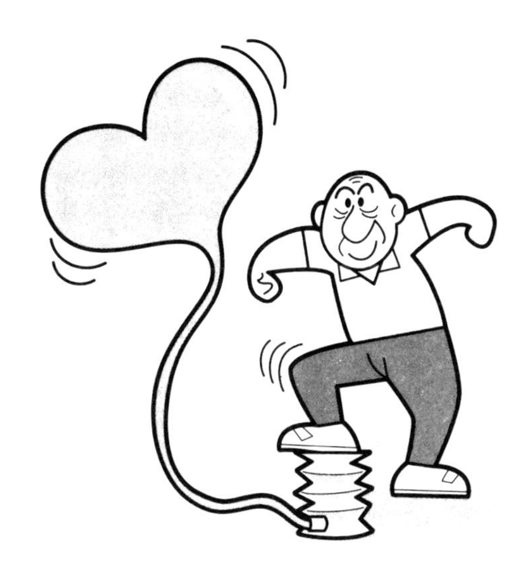

大展出版社有限公司
品冠文化出版社

圖書目錄

地址：台北市北投區（石牌）
致遠一路二段12巷1號
郵撥：01669551＜大展＞
19346241＜品冠＞
電話：(02) 28236031
28236033
28233123
傳真：(02) 28272069

·少年偵探·品冠編號66

1. 怪盜二十面相	（精）	江戶川亂步著	特價	189元
2. 少年偵探團	（精）	江戶川亂步著	特價	189元
3. 妖怪博士	（精）	江戶川亂步著	特價	189元
4. 大金塊	（精）	江戶川亂步著	特價	230元
5. 青銅魔人	（精）	江戶川亂步著	特價	230元
6. 地底魔術王	（精）	江戶川亂步著	特價	230元
7. 透明怪人	（精）	江戶川亂步著	特價	230元
8. 怪人四十面相	（精）	江戶川亂步著	特價	230元
9. 宇宙怪人	（精）	江戶川亂步著	特價	230元
10. 恐怖的鐵塔王國	（精）	江戶川亂步著	特價	230元
11. 灰色巨人	（精）	江戶川亂步著	特價	230元
12. 海底魔術師	（精）	江戶川亂步著	特價	230元
13. 黃金豹	（精）	江戶川亂步著	特價	230元
14. 魔法博士	（精）	江戶川亂步著	特價	230元
15. 馬戲怪人	（精）	江戶川亂步著	特價	230元
16. 魔人銅鑼	（精）	江戶川亂步著	特價	230元
17. 魔法人偶	（精）	江戶川亂步著	特價	230元
18. 奇面城的秘密	（精）	江戶川亂步著	特價	230元
19. 夜光人	（精）	江戶川亂步著	特價	230元
20. 塔上的魔術師	（精）	江戶川亂步著	特價	230元
21. 鐵人Q	（精）	江戶川亂步著	特價	230元
22. 假面恐怖王	（精）	江戶川亂步著	特價	230元
23. 電人M	（精）	江戶川亂步著	特價	230元
24. 二十面相的詛咒	（精）	江戶川亂步著	特價	230元
25. 飛天二十面相	（精）	江戶川亂步著	特價	230元
26. 黃金怪獸	（精）	江戶川亂步著	特價	230元

·生活廣場·品冠編號61

1. 366天誕生星	李芳黛譯	280元
2. 366天誕生花與誕生石	李芳黛譯	280元
3. 科學命相	淺野八郎著	220元

4.	已知的他界科學	陳蒼杰譯	220元
5.	開拓未來的他界科學	陳蒼杰譯	220元
6.	世紀末變態心理犯罪檔案	沈永嘉譯	240元
7.	366天開運年鑑	林廷宇編著	230元
8.	色彩學與你	野村順一著	230元
9.	科學手相	淺野八郎著	230元
10.	你也能成為戀愛高手	柯富陽編著	220元
11.	血型與十二星座	許淑瑛編著	230元
12.	動物測驗—人性現形	淺野八郎著	200元
13.	愛情、幸福完全自測	淺野八郎著	200元
14.	輕鬆攻佔女性	趙奕世編著	230元
15.	解讀命運密碼	郭宗德著	200元
16.	由客家了解亞洲	高木桂藏著	220元

・女醫師系列・品冠編號 62

1.	子宮內膜症	國府田清子著	200元
2.	子宮肌瘤	黑島淳子著	200元
3.	上班女性的壓力症候群	池下育子著	200元
4.	漏尿、尿失禁	中田真木著	200元
5.	高齡生產	大鷹美子著	200元
6.	子宮癌	上坊敏子著	200元
7.	避孕	早乙女智子著	200元
8.	不孕症	中村春根著	200元
9.	生理痛與生理不順	堀口雅子著	200元
10.	更年期	野末悅子著	200元

・傳統民俗療法・品冠編號 63

1.	神奇刀療法	潘文雄著	200元
2.	神奇拍打療法	安在峰著	200元
3.	神奇拔罐療法	安在峰著	200元
4.	神奇艾灸療法	安在峰著	200元
5.	神奇貼敷療法	安在峰著	200元
6.	神奇薰洗療法	安在峰著	200元
7.	神奇耳穴療法	安在峰著	200元
8.	神奇指針療法	安在峰著	200元
9.	神奇藥酒療法	安在峰著	200元
10.	神奇藥茶療法	安在峰著	200元
11.	神奇推拿療法	張貴荷著	200元
12.	神奇止痛療法	漆 浩 著	200元

・常見病藥膳調養叢書・品冠編號 631

1. 脂肪肝四季飲食 蕭守貴著 200元
2. 高血壓四季飲食 秦玖剛著 200元
3. 慢性腎炎四季飲食 魏從強著 200元
4. 高脂血症四季飲食 薛輝著 200元
5. 慢性胃炎四季飲食 馬秉祥著 200元
6. 糖尿病四季飲食 王耀獻著 200元
7. 癌症四季飲食 李忠著 200元

・彩色圖解保健・品冠編號 64

1. 瘦身 主婦之友社 300元
2. 腰痛 主婦之友社 300元
3. 肩膀痠痛 主婦之友社 300元
4. 腰、膝、腳的疼痛 主婦之友社 300元
5. 壓力、精神疲勞 主婦之友社 300元
6. 眼睛疲勞、視力減退 主婦之友社 300元

・心 想 事 成・品冠編號 65

1. 魔法愛情點心 結城莫拉著 120元
2. 可愛手工飾品 結城莫拉著 120元
3. 可愛打扮 & 髮型 結城莫拉著 120元
4. 撲克牌算命 結城莫拉著 120元

・熱 門 新 知・品冠編號 67

1. 圖解基因與 DNA （精） 中原英臣 主編 230元
2. 圖解人體的神奇 （精） 米山公啟 主編 230元
3. 圖解腦與心的構造 （精） 永田和哉 主編 230元
4. 圖解科學的神奇 （精） 鳥海光弘 主編 230元
5. 圖解數學的神奇 （精） 柳 谷 晃 著 250元
6. 圖解基因操作 （精） 海老原充 主編 230元
7. 圖解後基因組 （精） 才園哲人 著 230元

・法律專欄連載・大展編號 58

台大法學院 法律學系／策劃
法律服務社／編著

1. 別讓您的權利睡著了(1) 200元
2. 別讓您的權利睡著了(2) 200元

・武 術 特 輯・大展編號 10

1. 陳式太極拳入門 馮志強編著 180元

	書名	作者	定價
2.	武式太極拳	郝少如編著	200 元
3.	練功十八法入門	蕭京凌編著	120 元
4.	教門長拳	蕭京凌編著	150 元
5.	跆拳道	蕭京凌編譯	180 元
6.	正傳合氣道	程曉鈴譯	200 元
~~7.~~	~~圖解雙節棍~~	~~陳銘遠著~~	~~150 元~~
8.	格鬥空手道	鄭旭旭編著	200 元
9.	實用跆拳道	陳國榮編著	200 元
10.	武術初學指南	李文英、解守德編著	250 元
11.	泰國拳	陳國榮著	180 元
12.	中國式摔跤	黃　斌編著	180 元
13.	太極劍入門	李德印編著	180 元
14.	太極拳運動	運動司編	250 元
15.	太極拳譜	清・王宗岳等著	280 元
16.	散手初學	冷　峰編著	200 元
17.	南拳	朱瑞琪編著	180 元
18.	吳式太極劍	王培生著	200 元
19.	太極拳健身與技擊	王培生著	250 元
20.	秘傳武當八卦掌	狄兆龍著	250 元
21.	太極拳論譚	沈　壽著	250 元
22.	陳式太極拳技擊法	馬　虹著	250 元
23.	二十四式/三十二式太極拳/劍	闞桂香著	180 元
24.	楊式秘傳 129 式太極長拳	張楚全著	280 元
25.	楊式太極拳架詳解	林炳堯著	280 元
26.	華佗五禽劍	劉時榮著	180 元
27.	太極拳基礎講座：基本功與簡化 24 式	李德印著	250 元
28.	武式太極拳精華	薛乃印著	200 元
29.	陳式太極拳拳理闡微	馬　虹著	350 元
30.	陳式太極拳體用全書	馬　虹著	400 元
31.	張三豐太極拳	陳占奎著	200 元
32.	中國太極推手	張　山主編	300 元
33.	48 式太極拳入門	門惠豐編著	220 元
34.	太極拳奇人奇功	嚴翰秀編著	250 元
35.	心意門秘籍	李新民編著	220 元
36.	三才門乾坤戊己功	王培生編著	220 元
37.	武式太極劍精華 +VCD	薛乃印編著	350 元
38.	楊式太極拳	傅鐘文演述	200 元
39.	陳式太極拳、劍 36 式	闞桂香編著	250 元
40.	正宗武式太極拳	薛乃印著	220 元
41.	杜元化＜太極拳正宗＞考析	王海洲等著	300 元
42.	＜珍貴版＞陳式太極拳	沈家楨著	280 元
43.	24 式太極拳＋VCD	中國國家體育總局著	350 元
44.	太極推手絕技	安在峰編著	250 元
45.	孫祿堂武學錄	孫祿堂著	300 元

國家圖書館出版品預行編目資料

創造健康的肌力訓練／宮畑豐著 李久霖譯
－初版－臺北市，大展，民93
面；21公分－（快樂健美站；4）
譯自：55歲からの筋カトレーニング
ISBN 957-468-274-9（平裝）
1. 運動與健康
411.7 92021945

55 SAI KARA NO KINRYOKU TORENINGU

Originally published in Japan by IKEDA SHOTEN PUBLISHING CO., LTD.
Chinese translation rights arranged with IKEDA SHOTEN PUBLISHING CO., LTD.
through KEIO CULTURAL ENTERPRISE CO., LTD.

版權仲介／京王文化事業有限公司

創造健康的肌力訓練 ISBN 957-468-274-9

著 作 者／宮 畑 豐
譯 者／李 久 霖
發 行 人／蔡 森 明
出 版 者／大展出版社有限公司
社 址／台北市北投區（石牌）致遠一路2段12巷1號
電 話／(02) 28236031・28236033・28233123
傳 真／(02) 28272069
郵政劃撥／01669551
網 址／www.dah-jaan.com.tw
E-mail／dah_jaan @pchome.com.tw
登 記 證／局版臺業字第2171號
承 印 者／國順圖書印刷行
裝 訂／協億印製廠股份有限公司
排 版 者／千兵企業有限公司
初版1刷／2004年（民93年） 2月

定 價／220元

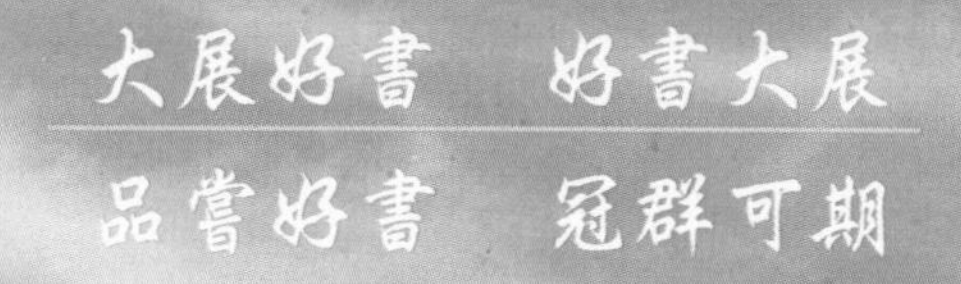
大展好書　好書大展
品嘗好書　冠群可期

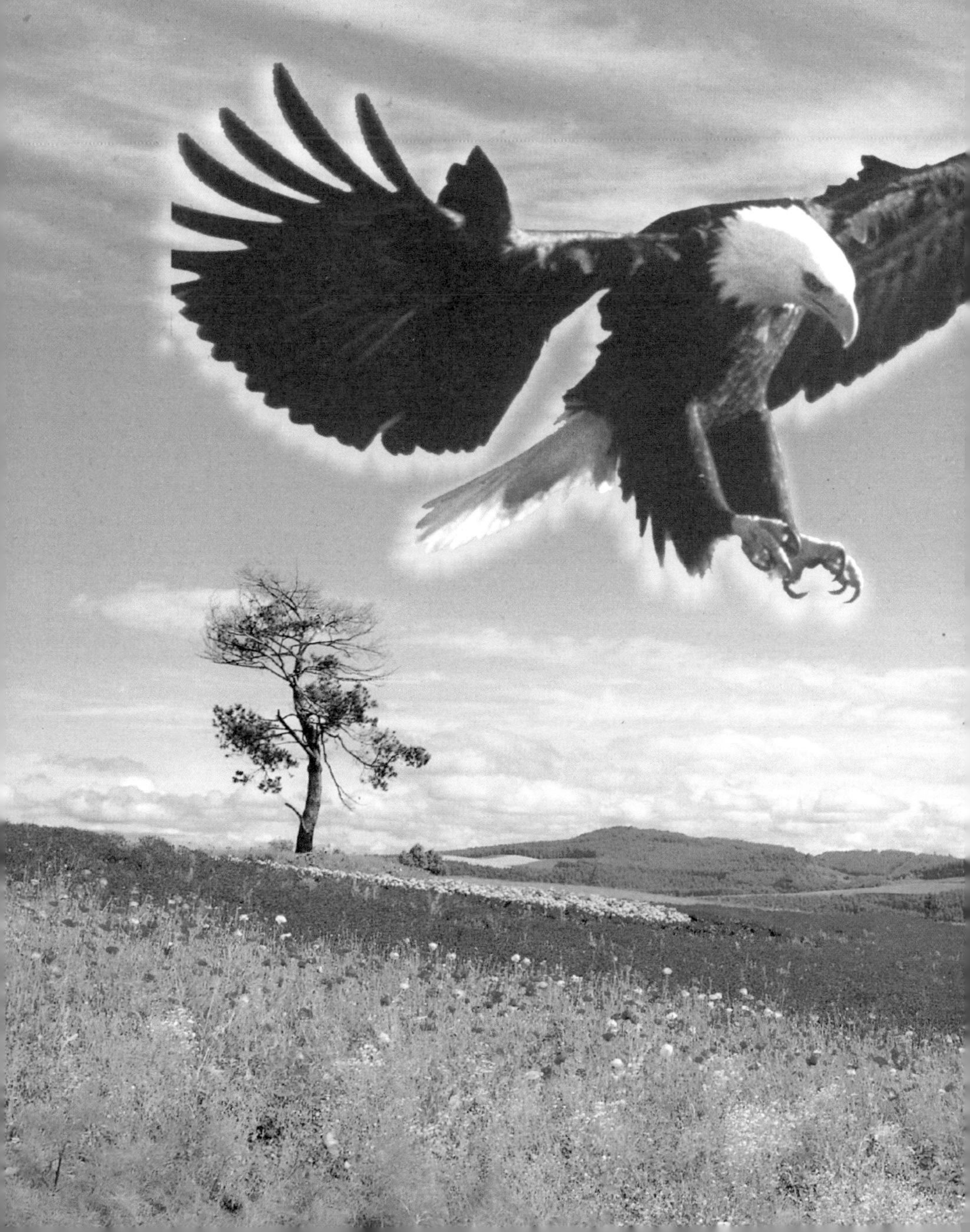